指导单位 中国科协宣传文化部　　教育部校外教育培训监管司

✦ 中国力量与中国科学家 ✦

我们的脑科学

本书编委会◎编著

孙元伟◎绘

夏骁寰　柯　李◎审订

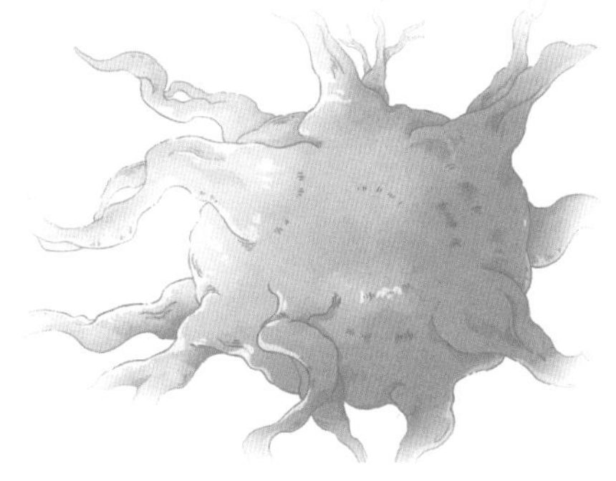

科学普及出版社

·北　京·

图书在版编目（CIP）数据

我们的脑科学 / 本书编委会编著；孙元伟绘. --
北京：科学普及出版社，2024.1
（中国力量与中国科学家）
ISBN 978-7-110-10630-3

Ⅰ. ①我… Ⅱ. ①本… ②孙… Ⅲ. ①大脑－儿童读
物 Ⅳ. ①R338.2-49

中国国家版本馆CIP数据核字(2023)第168774号

责任编辑 李 睿 张敬一
图书装帧 洋洋兔
责任校对 张晓莉
责任印制 徐 飞

出　　版 科学普及出版社
发　　行 中国科学技术出版社有限公司发行部
地　　址 北京市海淀区中关村南大街16号
邮　　编 100081
发行电话 010-62173865
传　　真 010-62173081
网　　址 http://www.cspbooks.com.cn

开　　本 889mm × 1194mm 1/12
字　　数 80 千字
印　　张 $3\frac{2}{3}$
版　　次 2024年1月第1版
印　　次 2024年1月第1次印刷
印　　刷 河北朗祥印刷有限公司
书　　号 ISBN 978-7-110-10630-3/R · 919
定　　价 48.00元

（凡购买本社图书，如有缺页、倒页、脱页者，本公司发行部负责调换）

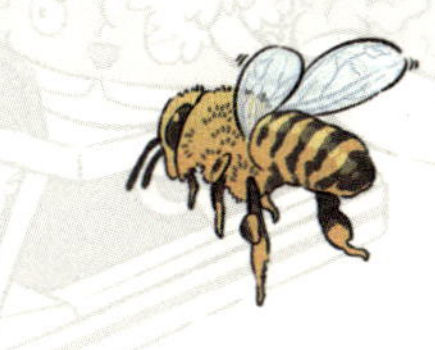

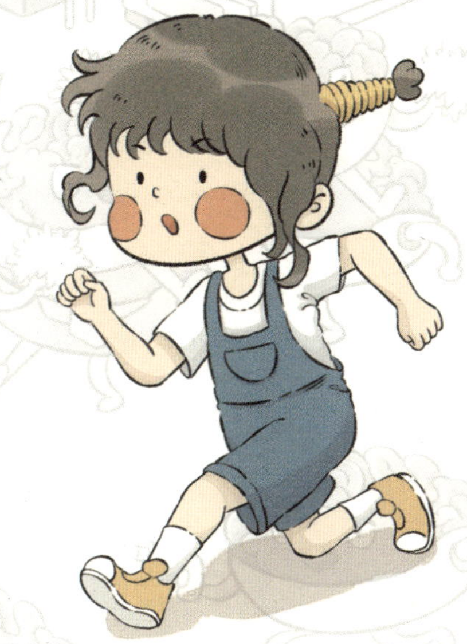

《中国力量与中国科学家》丛书

指导单位

中国科协宣传文化部
教育部校外教育培训监管司

编委会（以姓氏笔画排序）

创作组

孙元伟　刘小玉
曹爱云　马羽飞　尤晓婷　陈笑梅　张　云

本书在出版过程中，得到各界相关学者及科研单位悉心指导审阅，谨致以诚挚的谢意。

序　一

科学是人类认识世界、改变世界的重要工具。正是科学的力量，让我们能够揭开自然的奥秘，攀登技术的高峰。在这个科技飞速发展的时代，科学和技术已经渗透到我们生活的方方面面。而我国作为当今世界的科技大国，正以飞速发展的科技创新水平和杰出的科学家精神在全世界发挥着越来越重要的作用。

作为未来的希望，少年儿童应该被引导走进科学的殿堂，了解我国的前沿科技成果和科学家精神，这在多个层面、多种意义上说，都是非常重要的。

当孩子接触到科技领域的新发展和突破时，他们可能会产生强烈的兴趣，想要了解更多相关知识。这种好奇心和求知欲可以推动他们主动去学习和探索，培养他们的学习兴趣和自主学习能力。

对科技发展的关注，还可以拓宽孩子的视野。科技的发展与进步绝不是局限于一个国家或地区的，而是全球性的。通过对我国创新科技成就的关注，孩子会进一步去了解全球科技发展的形势，了解世界各地的科学家们是如何努力解决各种问题、推动社会进步的。这有助于培养孩子的国际视野和跨文化交流能力。

更为重要的是，对前沿科技成果的了解和熟悉，甚至可以改变孩子思考问题的方式，激发孩子的创新思维，提高其解决问题的能力。新科技的发展往往源于对现有问题的思考和尝试解决的努力。当孩子了解到一些科学家的故事时，他们可以学习到创新思维的重要性，明白创新是如何通过不断试错和迭代改进来实现的。这将激发他们对解决问题

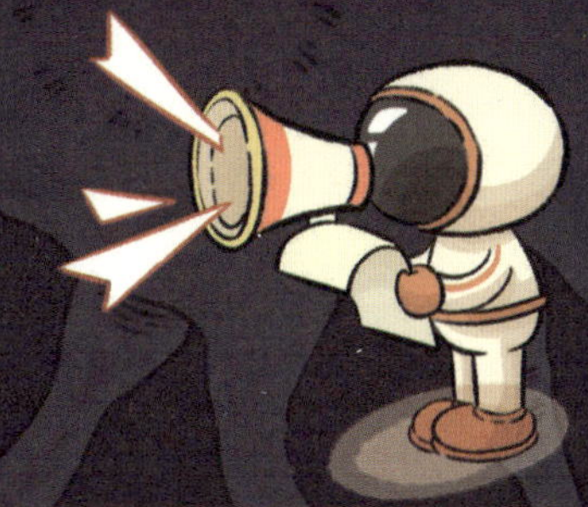

的热情，培养他们的创造力和实践能力。

同时，科技的发展不仅关乎技术本身，更关乎国家的生存与发展。因此，了解一些前沿科技发展背后科学家们所进行的思考、所付出的努力和牺牲，还可以培养孩子的社会责任感，激发他们的民族自豪感与家国情怀。孩子可以由此认识到科技的应用对社会的影响，并培养他们关注事实的习惯，以及更深刻的，社会责任意识。

“中国力量与中国科学家”是一套专为小读者准备的，介绍我国在科技创新领域所取得的多项成果，以及种种科学创新背后的科学家的图书。

难能可贵的是，这套书能够从孩子的角度出发，由两位可爱的小主角引导读者到书中一探究竟。这种方式符合儿童的心理需求和阅读习惯，两位小主角的对话充满了童趣，他们的疑问可能恰恰就是正在阅读这本书的小读者会有的疑问。这样的设计，让这套书更加贴近小读者，让原本陌生的前沿科学研究变得有温度、有感情，也让孩子们能够兴致盎然地投入阅读中。

祝贺“中国力量与中国科学家”丛书的出版，希望小读者们能够在阅读的引领下，走进科学的殿堂，在不远的未来，成为推动我国科技事业发展的新生力量！

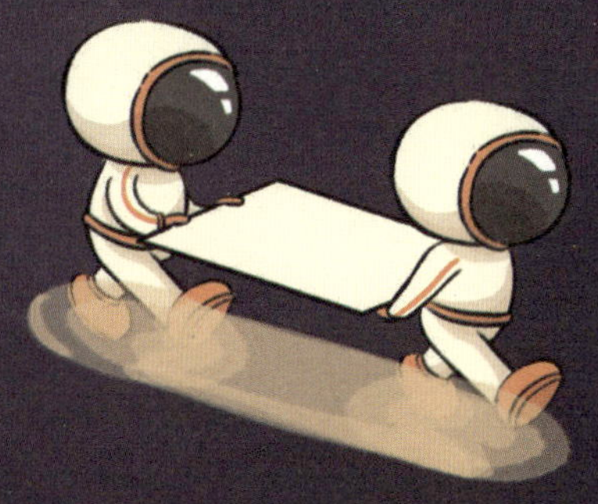

中国科学院院士 陈润生

序 二

近年来，我国的科技创新领域捷报频传：中国科学家自主研发的天宫空间站逐梦寰宇问苍穹、奋斗者号下潜万米深海、大飞机翱翔天空、“中国脑计划”向最新的前沿领域进发……可以自豪地说，我国的科技实力，正在从量的积累迈向质的飞跃、从点的突破迈向系统能力提升。

在这无数成就和荣誉的背后，是无数中国科学家大胆探索、创新与奋斗的故事，写满了动人的科学家精神。中国空间站“万人一杆枪”，14个分系统的研究团队以常人难以想象的努力一次次突破“卡脖子”难题——仅仅为了一个火箭阀门的问题，300多名科研人员夜以继日地进行了三个月的研究和实验；奋斗者号载人深潜器团队一遍遍推演计算、研究图纸，走遍大江南北，最终找到最强的材料制造和焊接合作伙伴，攻克了技术难题，让奋斗者号成功造访马里亚纳海沟“挑战者深渊”；脑科学领域的专家勇敢地选择和西方不同的科学探索方向，在这一重要前沿领域中发挥着中国科学家的影响力……

面对这些令人骄傲的科技创新成就，我们怎样去让孩子了解？怎样激发孩子对科学的兴趣和热情？怎样进一步弘扬科学精神？眼前的这套“中国力量与中国科学家”丛书，正是向小读者展示中国的前沿科学成就、展示中国科学家精神的科普绘本。

这套书以我国科技事业取得的历史性成就为切入点，用图文并茂的形式，翔实地展示了大国重器的方方面面。比如，带领读者“登陆”空间站，看看空间站内外的结构、布置，了解空间站内外那些中国科学家自主创新的“黑科技”，以及科学家是如何攻坚克难、砥砺协作，取得这些成绩的。

这样的一套书，不但可以引导少年儿童去关注与我们的生活密切相关的前沿科学技术，关注科技发展给我们的生活带来的巨大改变，而且还能够通过对前沿科技知识的普及、对科学家精神的展示，启发他们去思考，思考科技、国家与个人的关系，在他们的心中埋下科学探索、爱国奉献的种子。

中国科学院院士　周忠和

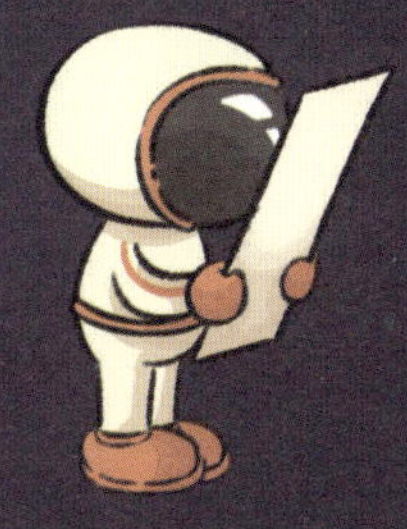

目录 CONTENTS

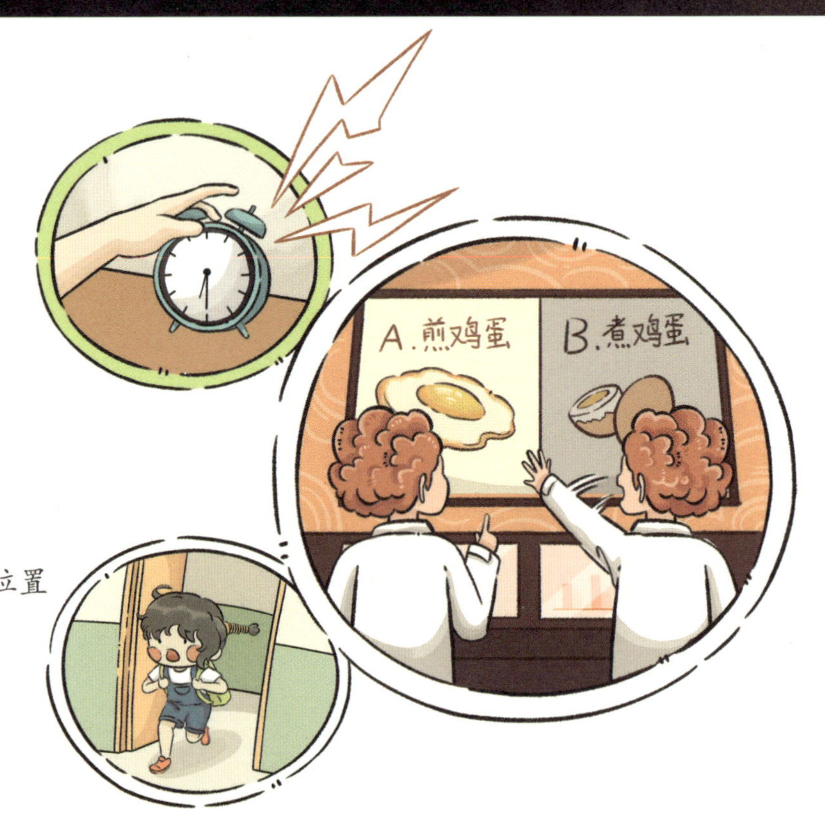

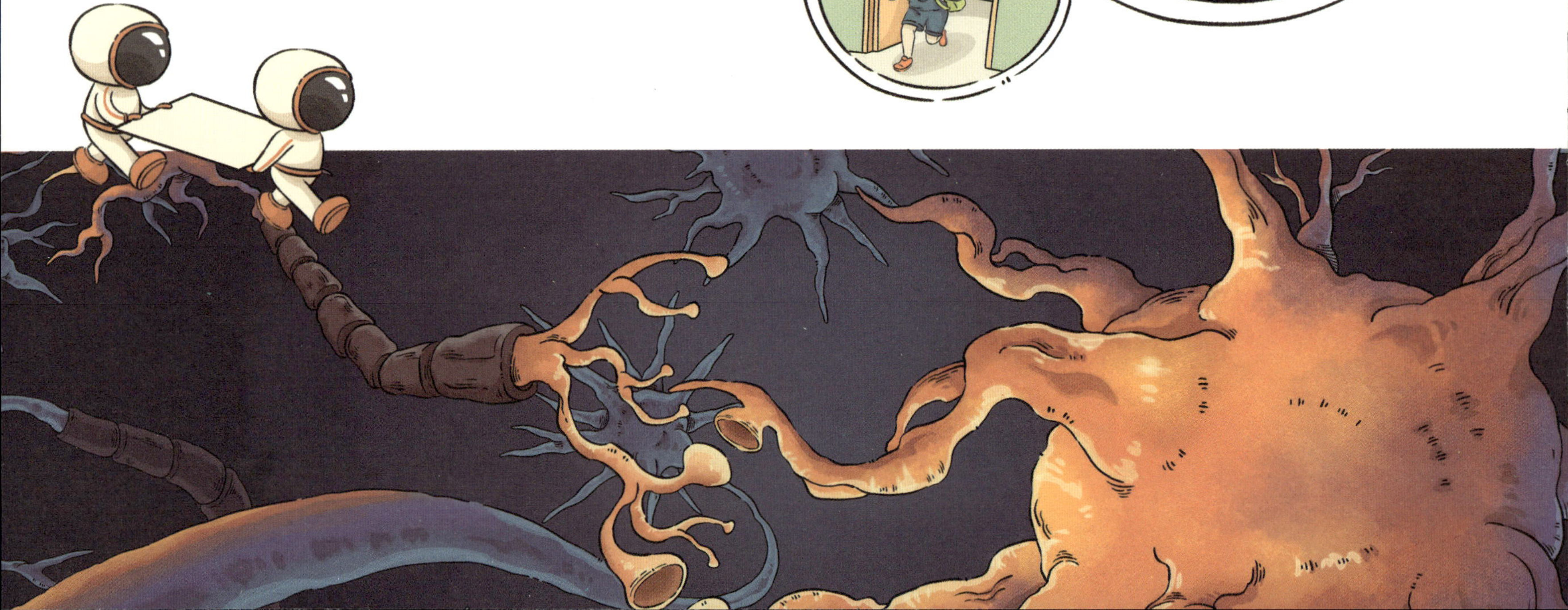

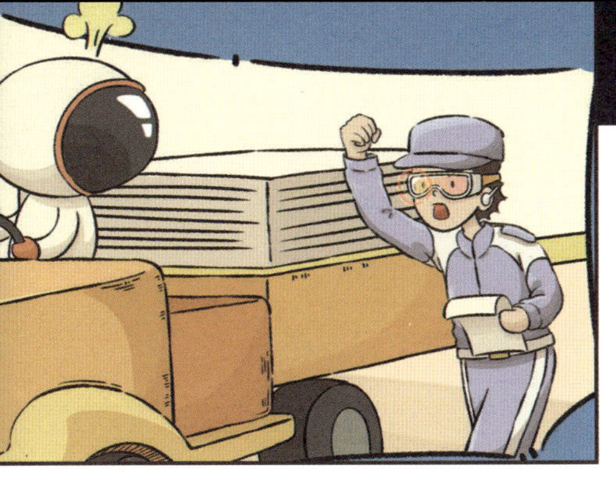

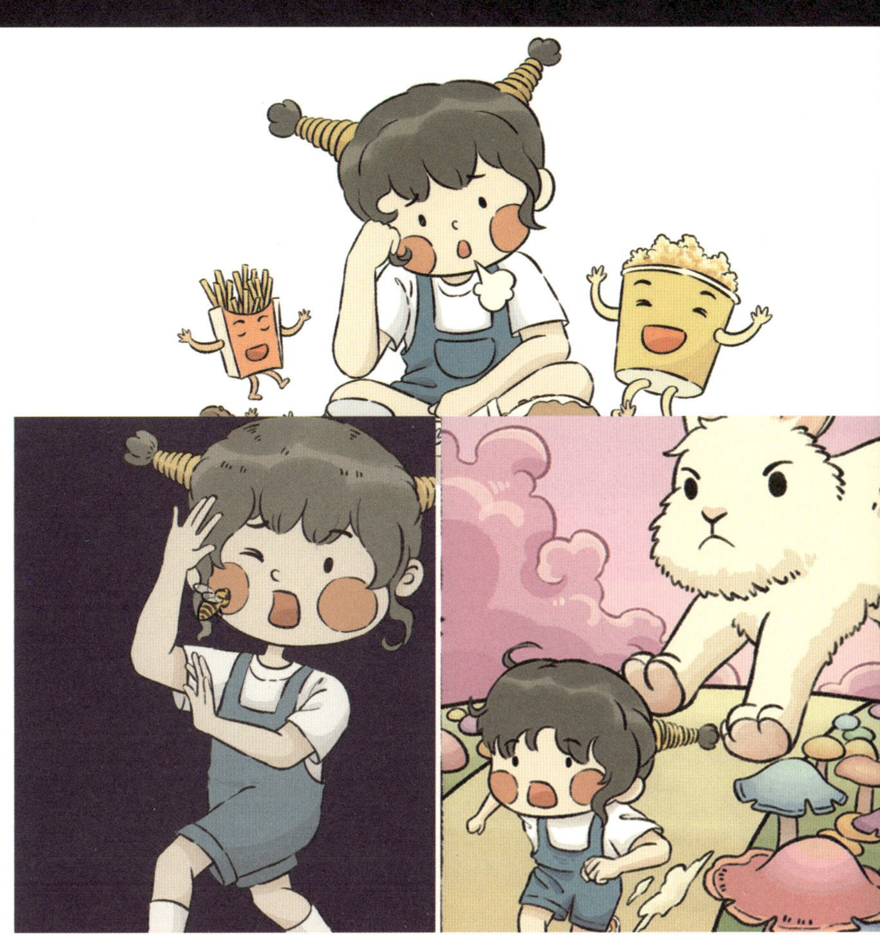

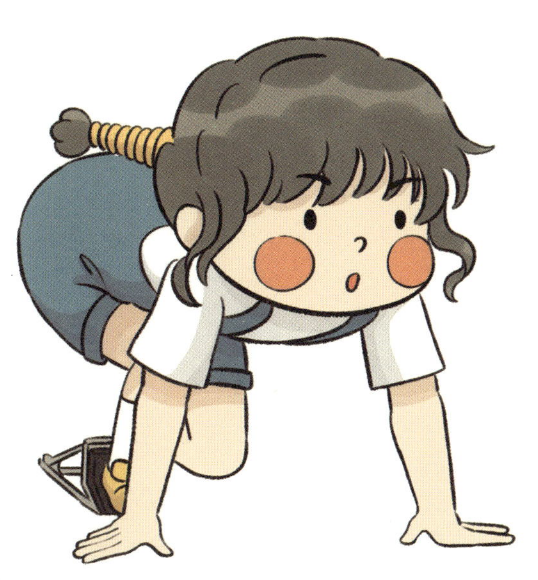

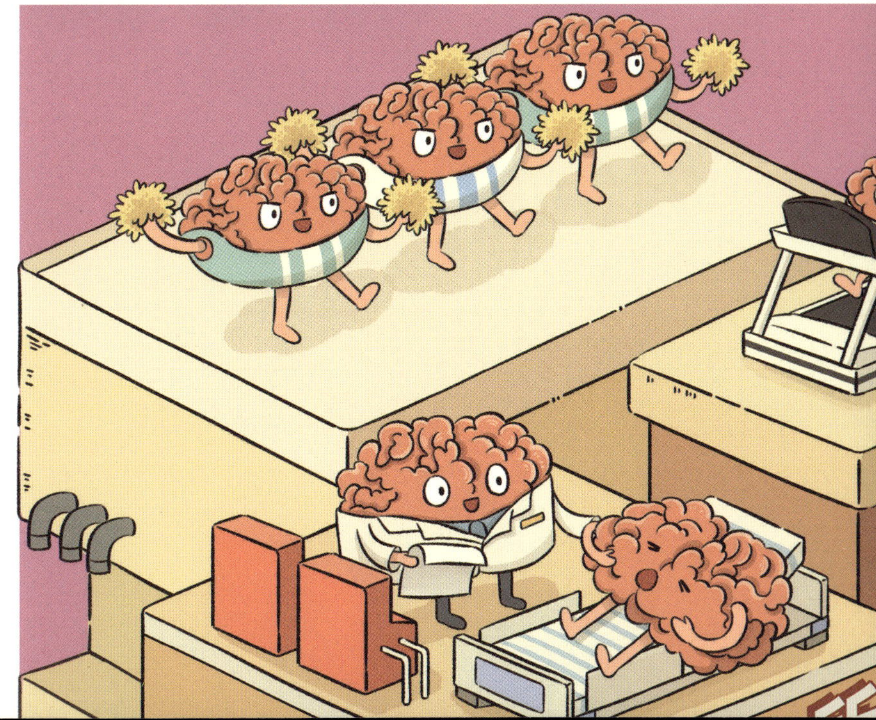

叮铃铃铃铃……大脑的结构

嘈杂的声音将你从睡梦中唤醒，你胡乱地在床边摸索，终于关掉了闹钟。你又静静地躺了一会儿，直到完全清醒。接着，你缓缓地睁开眼睛，从床上坐了起来。

忽然，一个意识进入你的大脑——快起床吧，上学要迟到了！

刚才，是谁在和我说话？
是我，你的大脑！
脑科学是什么呢？

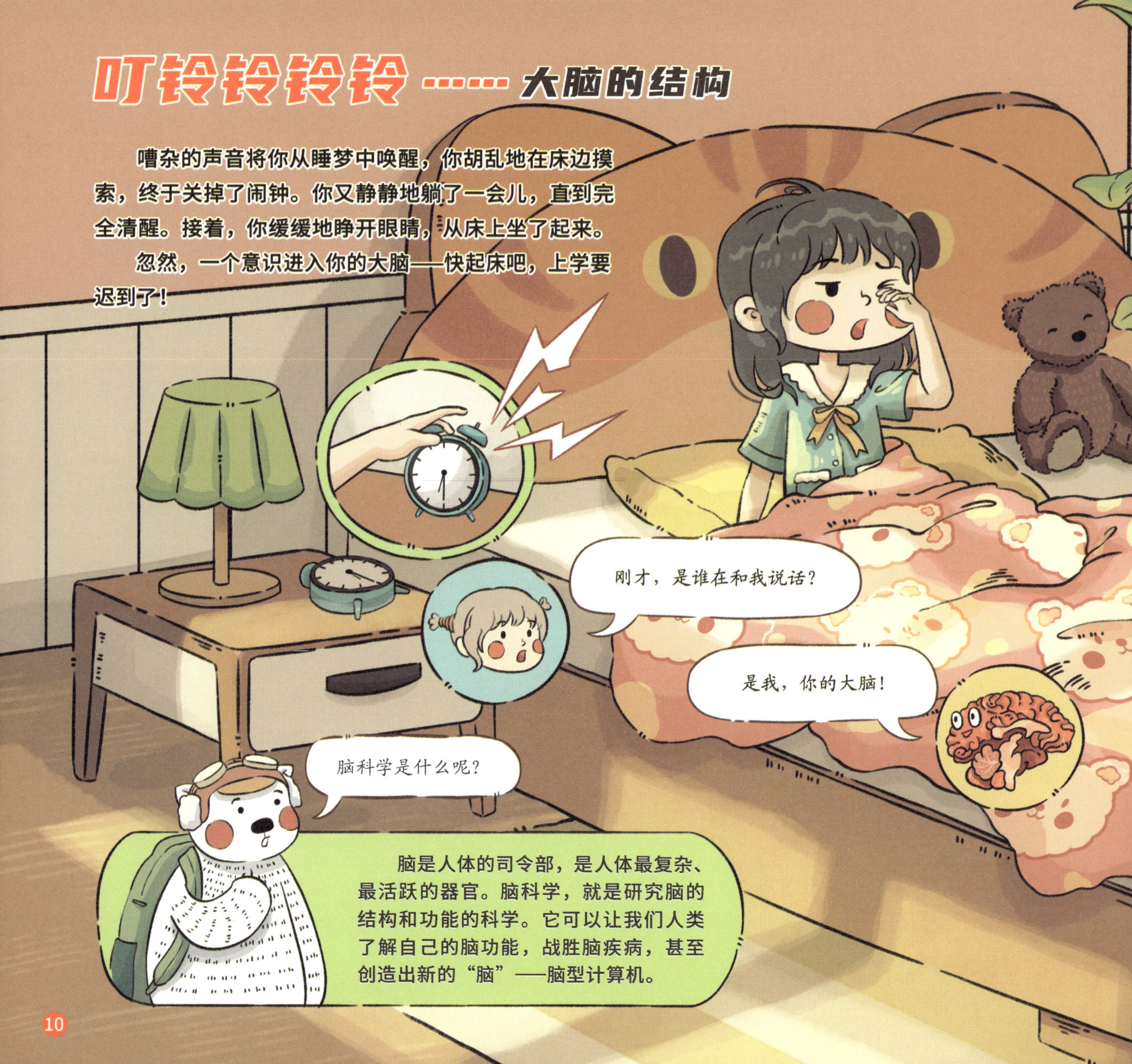

脑是人体的司令部，是人体最复杂、最活跃的器官。脑科学，就是研究脑的结构和功能的科学。它可以让我们人类了解自己的脑功能，战胜脑疾病，甚至创造出新的“脑”——脑型计算机。

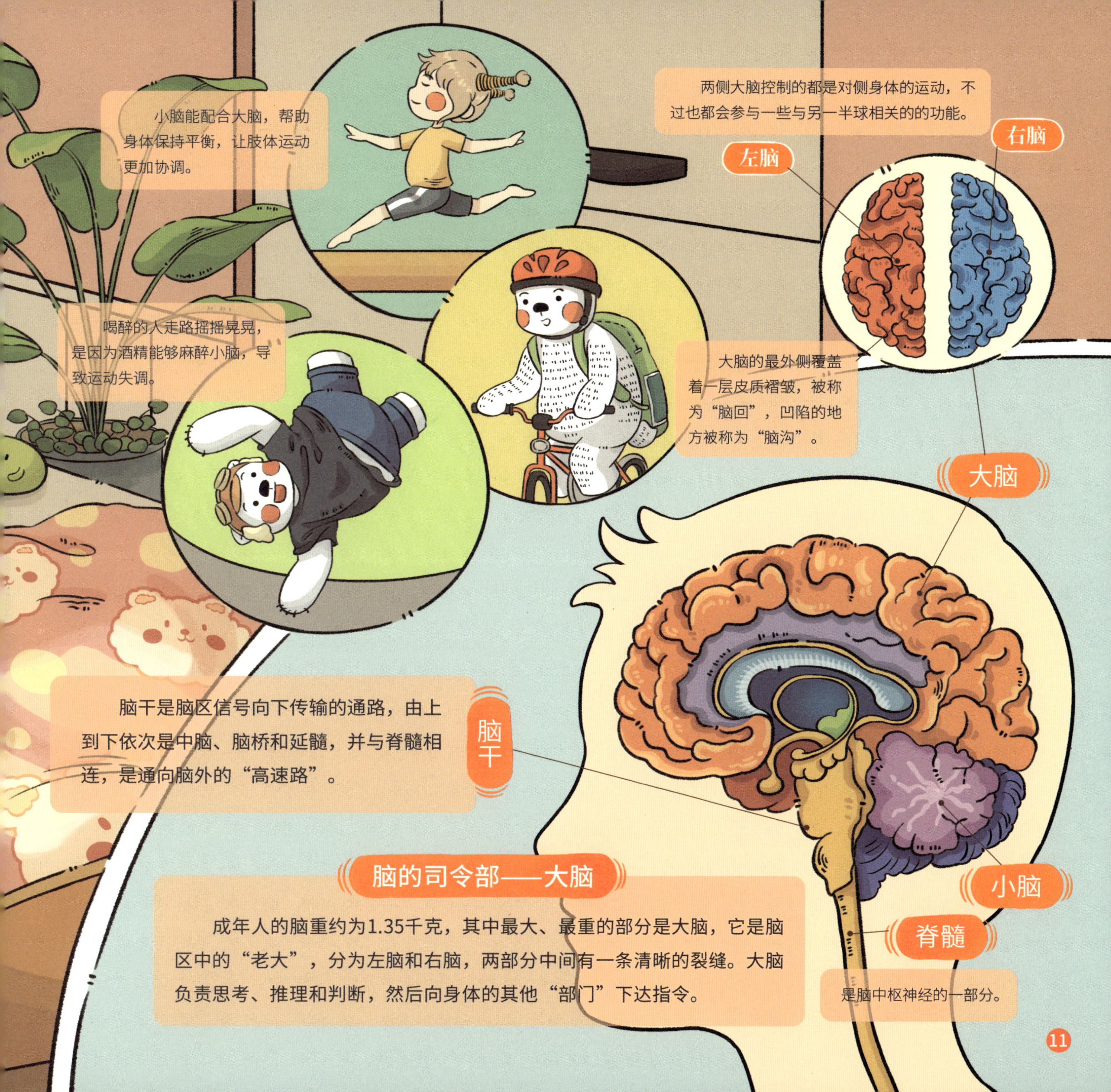

脑的司令部——大脑

成年人的脑重约为1.35千克，其中最大、最重的部分是大脑，它是脑区中的“老大”，分为左脑和右脑，两部分中间有一条清晰的裂缝。大脑负责思考、推理和判断，然后向身体的其他“部门”下达指令。

我可不是小懒虫！大脑的功能

从睡梦中完全清醒后，你伸手拿起床边的衣服穿上。这时你看到妈妈站在卧室门口，听到她告诉你早餐已准备好，闻到早餐美味的香气。美好的一天开始了！

快点，小懒虫。

大脑功能集合站——皮质

在大脑的皮质上有很多不同的功能分区，曾有神经学家将大脑皮质划分为数十个区域，每个区域都有不同的功能，如运动区、视区、听区和嗅觉皮质等区域。因此，皮质可以称得上是大脑最发达的地方。

运动区

起床、穿衣等动作都是通过大脑皮层的运动区等脑区支配肌肉来完成的。

视区

眼睛通过“视网膜—丘脑—视区”这条通路，将看到的信息传至大脑，完成运动控制、颜色辨别、空间定位等任务。

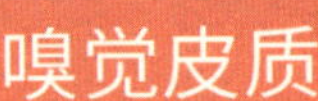

嗅觉皮质

鼻子闻到的味道直接传输至嗅觉皮层，完成对气味信息的处理。

听区

耳朵听到的声音经丘脑传输至大脑皮质的听区，完成对声音频率、强度、来源位置的分析。

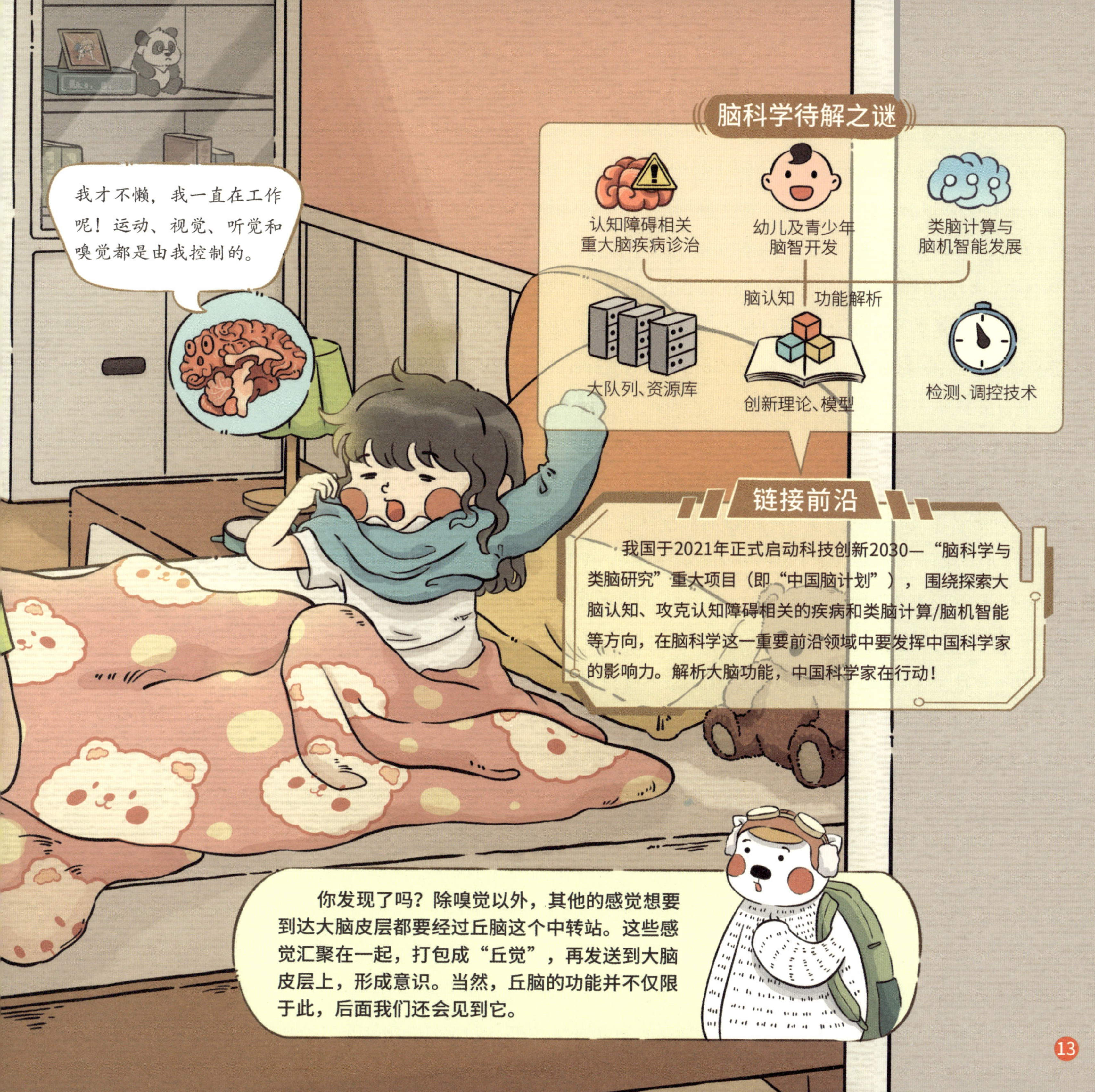
我才不懒，我一直在工作呢！运动、视觉、听觉和嗅觉都是由我控制的。
脑科学待解之谜
认知障碍相关重大脑疾病诊治
幼儿及青少年脑智开发
类脑计算与脑机智能发展
脑认知
功能解析
大队列、资源库
创新理论、模型
检测、调控技术
链接前沿
我国于2021年正式启动科技创新2030—“脑科学与类脑研究”重大项目（即“中国脑计划”），围绕探索大脑认知、攻克认知障碍相关的疾病和类脑计算/脑机智能等方向，在脑科学这一重要前沿领域中要发挥中国科学家的影响力。解析大脑功能，中国科学家在行动！
你发现了吗？除嗅觉以外，其他的感觉想要到达大脑皮层都要经过丘脑这个中转站。这些感觉汇聚在一起，打包成“丘觉”，再发送到大脑皮层上，形成意识。当然，丘脑的功能并不仅限于此，后面我们还会见到它。

煎鸡蛋，还是煮鸡蛋？

大脑的工作原理

你换好衣服，洗漱完，赶紧跑到厨房，妈妈早就备好了美味的早餐。哇，又是一顿丰盛的早餐！有牛奶、全麦面包、橙子、核桃仁和鸡蛋。光是鸡蛋妈妈就准备了两种——煎鸡蛋和煮鸡蛋，吃哪个好呢？

“吃煎鸡蛋吧，更美味！”你迫不及待地夹起一个煎鸡蛋，放在自己的盘子里。

这两个看起来都很不错
我怎么就选择煎鸡蛋了呢？
是我帮你选的呀！
怎么又是你？

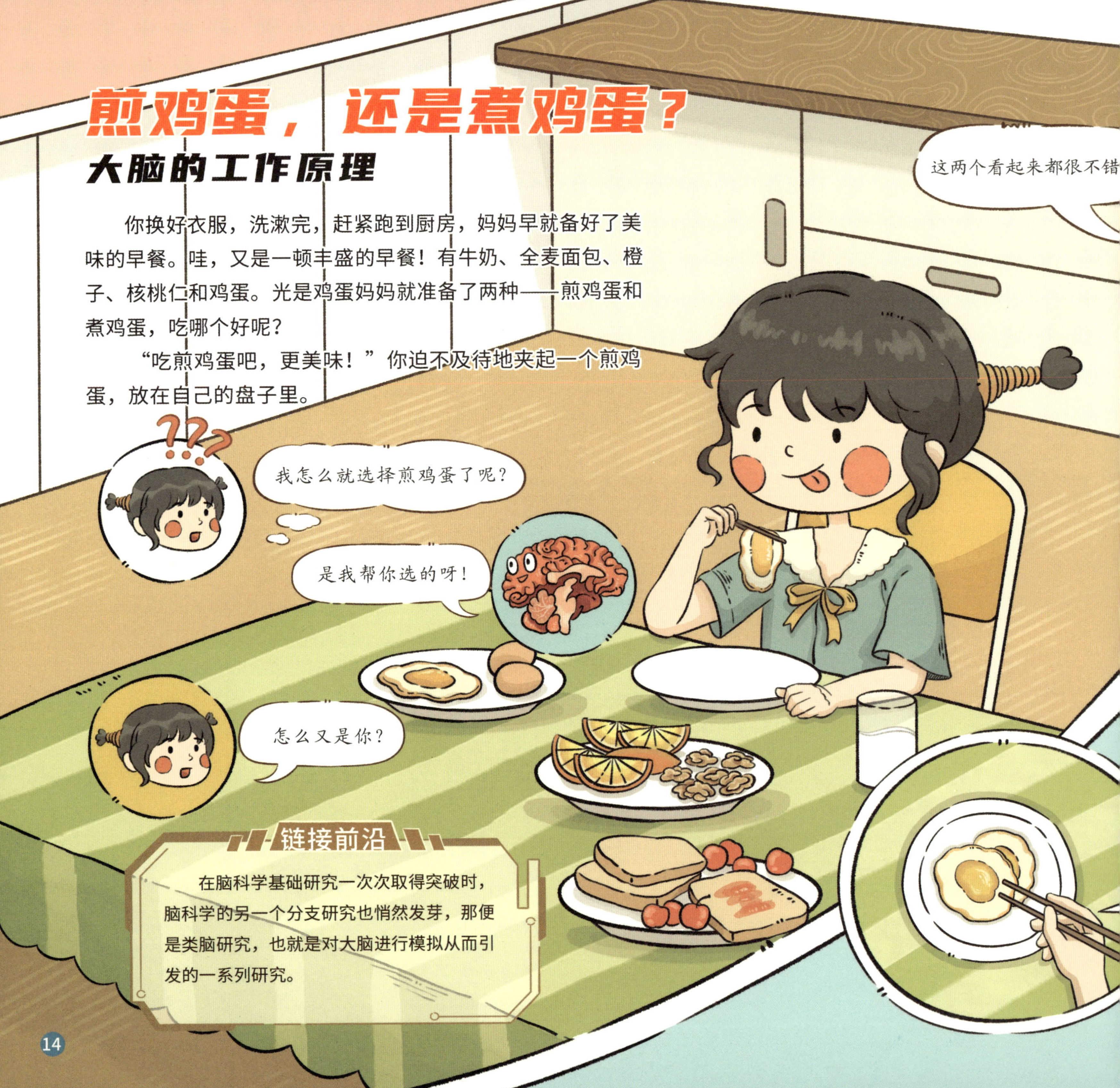

链接前沿

在脑科学基础研究一次次取得突破时，脑科学的另一个分支研究也悄然发芽，那便是类脑研究，也就是对大脑进行模拟从而引发的一系列研究。

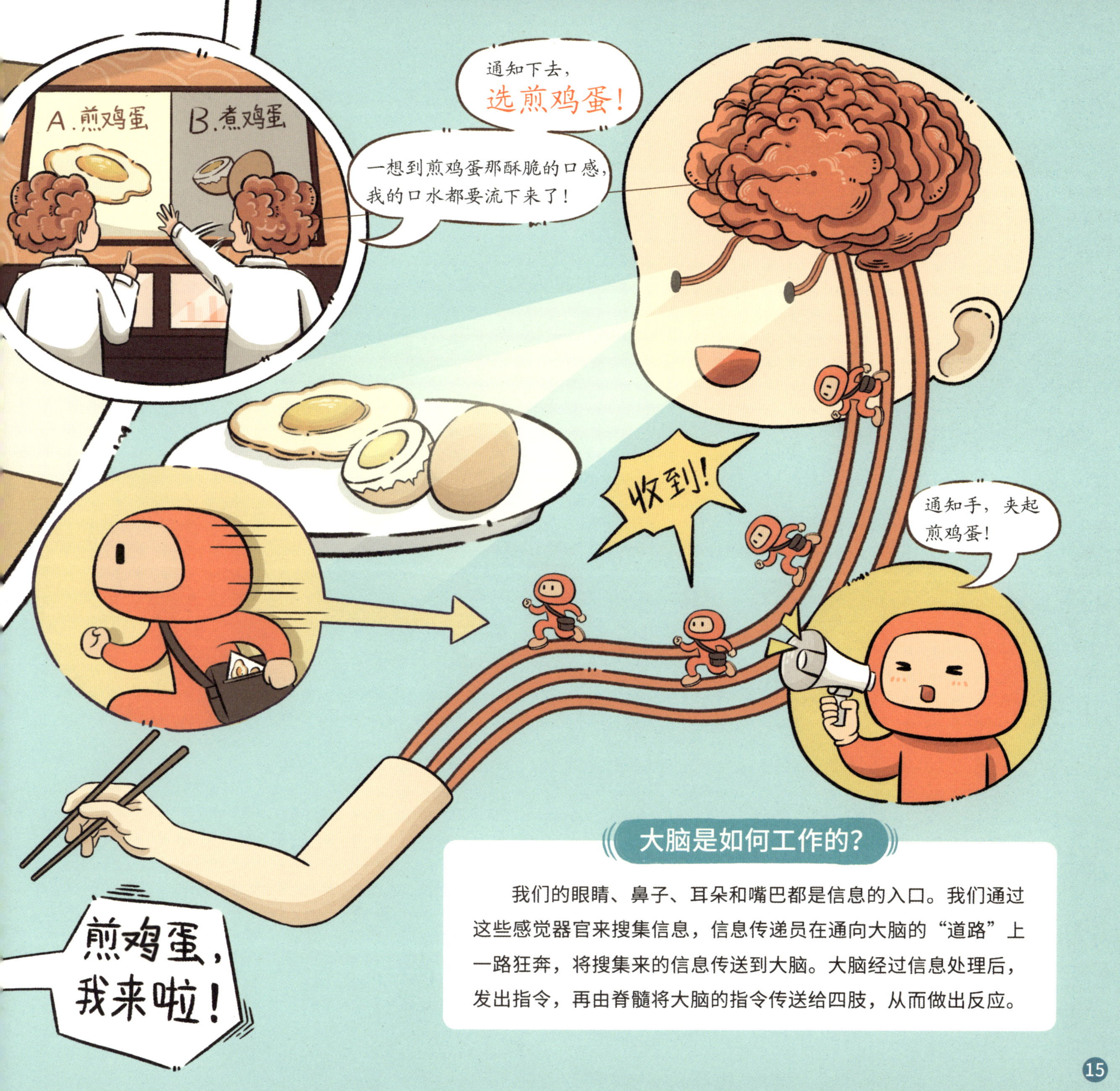

大脑是如何工作的？

我们的眼睛、鼻子、耳朵和嘴巴都是信息的入口。我们通过这些感觉器官来搜集信息，信息传递员在通向大脑的“道路”上一路狂奔，将搜集来的信息传送到大脑。大脑经过信息处理后，发出指令，再由脊髓将大脑的指令传送给四肢，从而做出反应。

抓住信息传递员

神经元之间的信息传递

我们的神经系统是由脑、脊髓和遍布身体的神经组织构成。它们由四通八达的“道路”连接在一起，信息传递员在道路上来回奔跑，传递信息。我们捉到了一个信息传递员，一起来看看它是如何“翻山越岭”传递信息的吧！

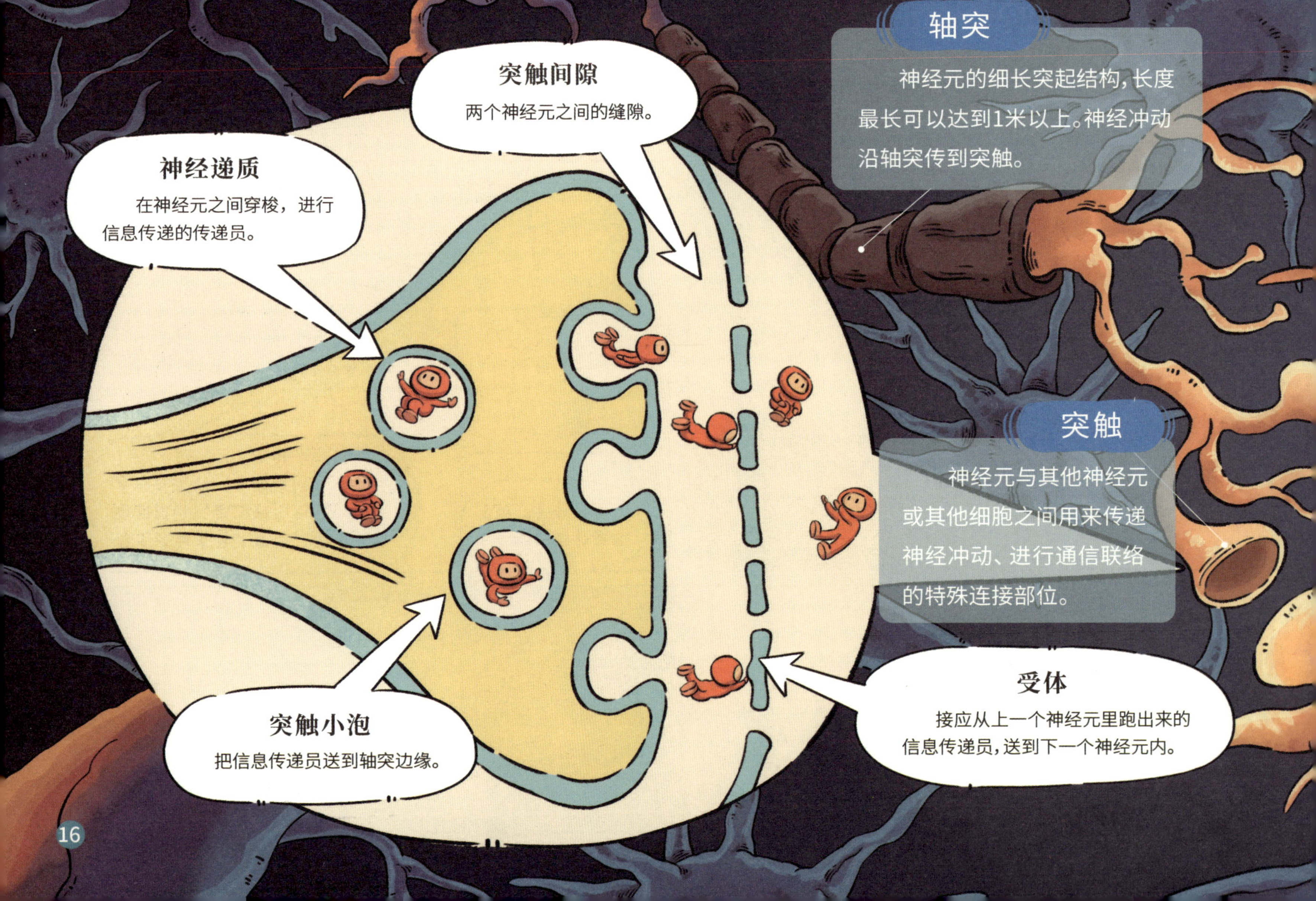

突触间隙

两个神经元之间的缝隙。

神经递质

在神经元之间穿梭，进行信息传递的传递员。

轴突

神经元的细长突起结构，长度最长可以达到1米以上。神经冲动沿轴突传到突触。

突触

神经元与其他神经元或其他细胞之间用来传递神经冲动、进行通信联络的特殊连接部位。

受体

接应从上一个神经元里跑出来的信息传递员，送到下一个神经元内。

突触小泡

把信息传递员送到轴突边缘。

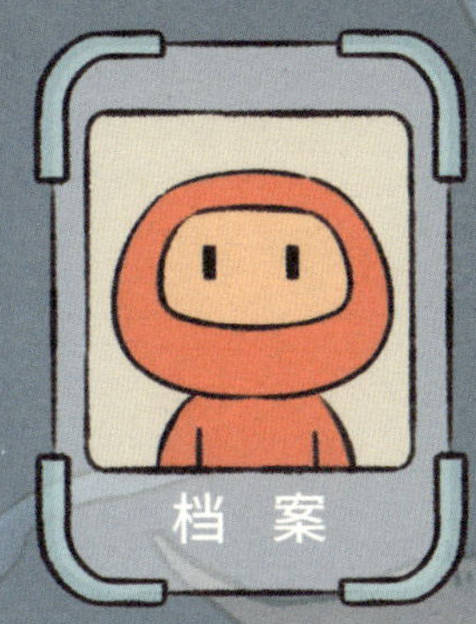

信息传递员档案

姓名：神经递质

职业：信息传递员

工作职责：为脑、脊髓等部门传递信息。

通勤工具：囊泡

合作伙伴：受体

细胞体

神经系统中，进行信息传递的细胞叫神经元。细胞体是神经元的营养中心，参与接受和整合信息。

树突

神经元的突起结构，负责接收神经冲动。一个细胞的轴突与另一个细胞的树突通过突触相连，连接成一条信息传递之路。

小知识

1936年，科学家通过观察乌贼的神经纤维发现了神经传递的方向及作用，最终得出了神经间化学信号传递的规律，获得了诺贝尔生理学或医学奖。

链接前沿

前面讲到的大脑工作过程中，包括了电信号的产生、传导及电信号转化为化学信号等步骤。

2023年年初，中国科学家通过一种流体记忆电阻器，首次实现了神经化学信号与电信号转化传导的模拟，破解了国际上的科学难题——模仿突触的器件只能实现对电信号的识别，很难直接感知化学信号。

这项研究有望推动全人类对大脑“化学语言”的读取和交互，为发展神经智能传感、类脑智能器件和神经感觉假肢等提供新的思路。

神经元的好伙伴 神经胶质细胞

神经胶质细胞是一个大家族，家族成员有各自的分工。

总的来说，它们的主要工作就是支持神经元的生长、塑形，清理退化的神经元等。

下面让我们一块儿来认识一下神经胶质细胞的一部分成员吧！

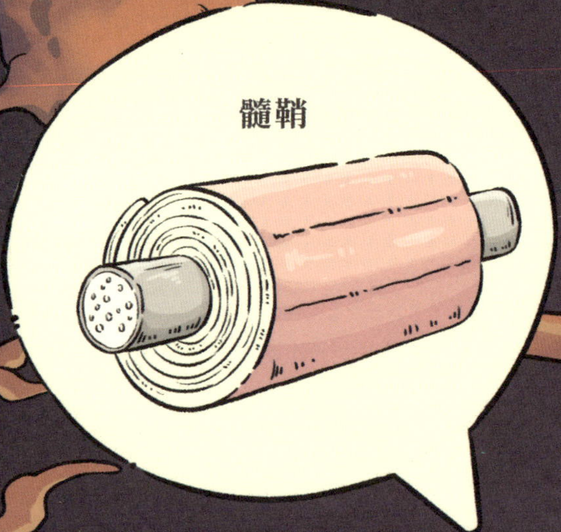

髓鞘

星形胶质细胞

它们是不是很像小星星？

这些神经胶质细胞围绕在神经元周围，间隔仅约20纳米。

少突胶质细胞

少突胶质细胞的细胞膜会为神经元的轴突提供一层膜，将其包裹住，与其他物质隔开，起到保护作用，这个膜叫作“髓鞘”。

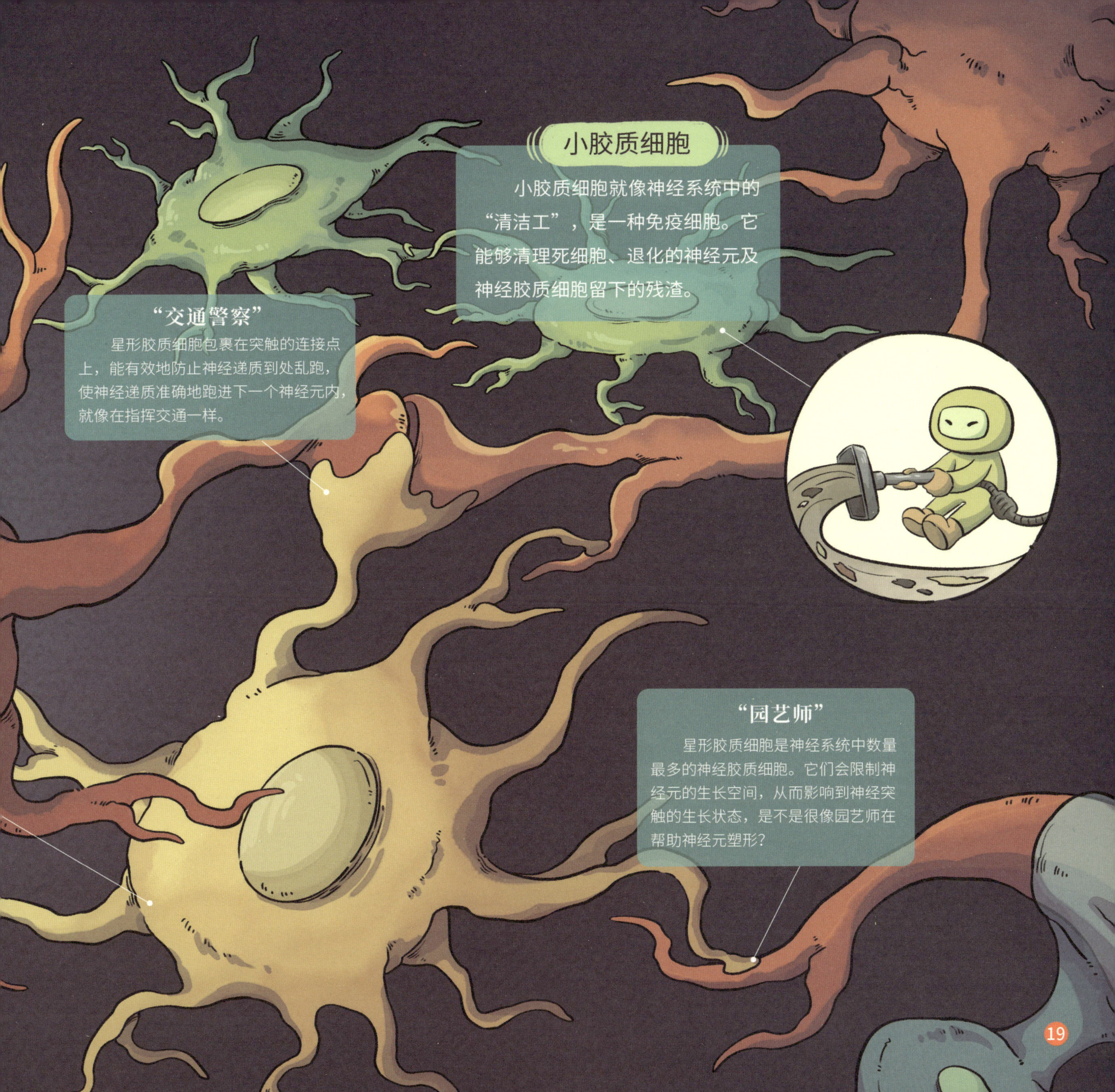

小胶质细胞

小胶质细胞就像神经系统中的“清洁工”，是一种免疫细胞。它能够清理死细胞、退化的神经元及神经胶质细胞留下的残渣。

“交通警察”

星形胶质细胞包裹在突触的连接点上，能有效地防止神经递质到处乱跑，使神经递质准确地跑进下一个神经元内，就像在指挥交通一样。

“园艺师”

星形胶质细胞是神经系统中数量最多的神经胶质细胞。它们会限制神经元的生长空间，从而影响到神经突触的生长状态，是不是很像园艺师在帮助神经元塑形？

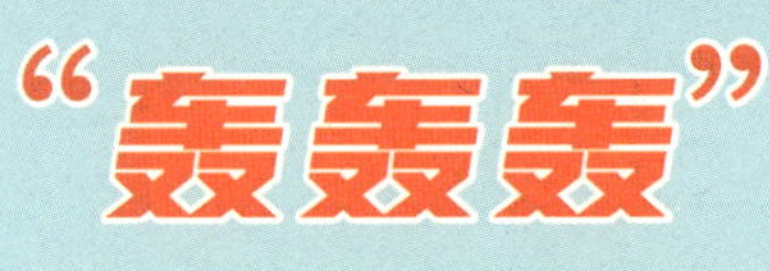

“轰轰轰”——脑的外层结构

安全头盔戴好了吗？

嗯，戴好了！

爸爸看了一眼墙上的钟表，催促你该去上学了。他递给你一个可爱的兔子头盔，“今天爸爸骑电动自行车送你上学。”

这可是你第一次坐电动自行车上学，你赶紧将最后一个核桃仁塞进嘴里，接过头盔。

不过，这个头盔好重，我可不可以不戴啊？

什么？那你就是在拿我的生命开玩笑！

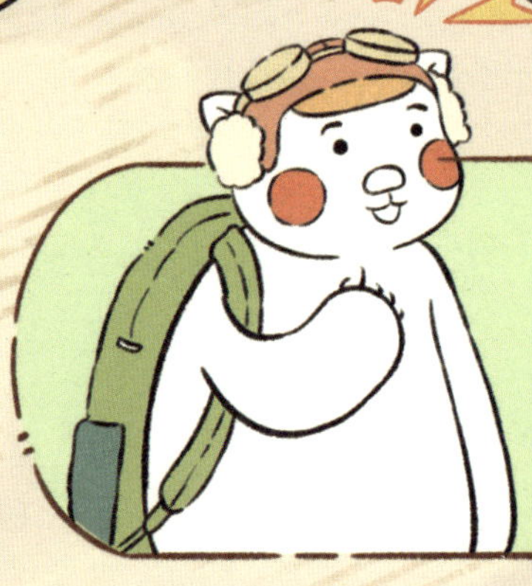

我们的大脑保护层并非坚不可摧。发生交通事故时，猛烈的撞击足以冲破脑外的所有屏障，摧毁你的“司令部”。而安全头盔可以吸收碰撞所产生的撞击力，减少脑部承受的外力，保护我们的脑部。

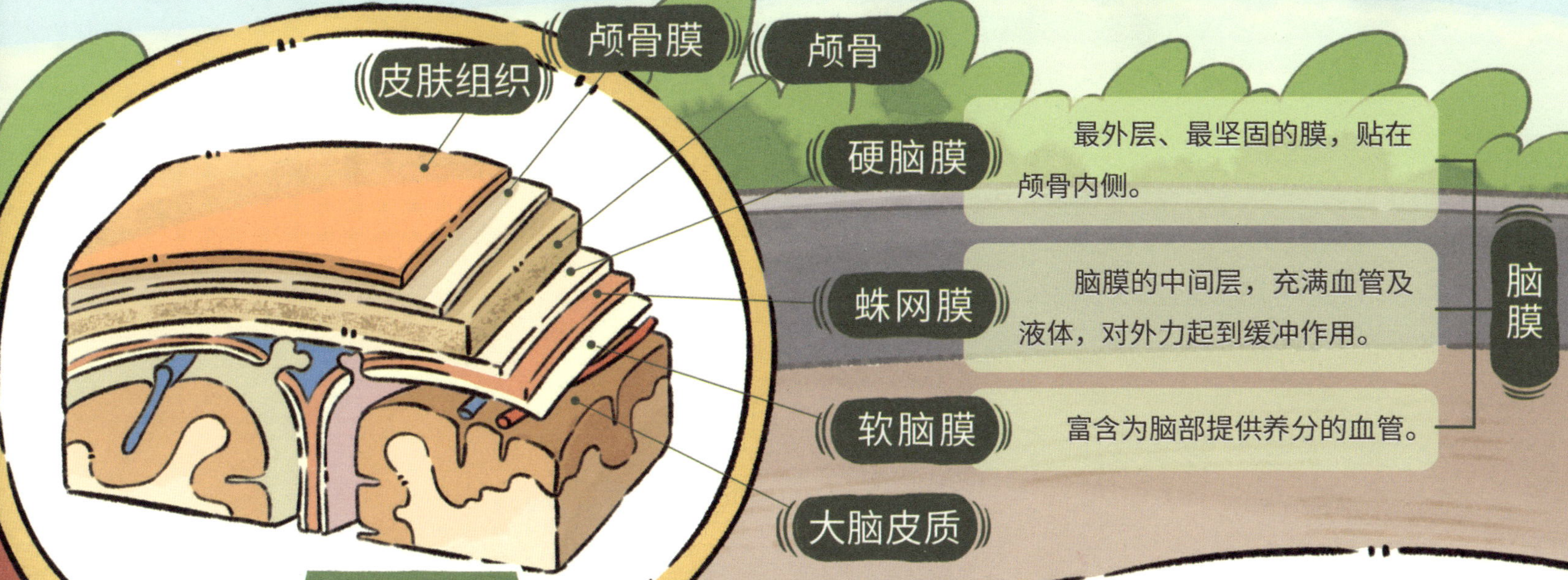

皮肤组织

颅骨膜

颅骨

硬脑膜

最外层、最坚固的膜，贴在颅骨内侧。

蛛网膜

脑膜的中间层，充满血管及液体，对外力起到缓冲作用。

软脑膜

富含为脑部提供养分的血管。

脑膜

大脑皮质

链接前沿

最开始，脑科学并不是一门独立的学科，更多时候被称为神经科学，来源于生理学、生物化学、生物物理学、药理学、解剖学、胚胎学、神经病学和精神病学等学科。直到20世纪80年代，它才成为一门独立的学科。

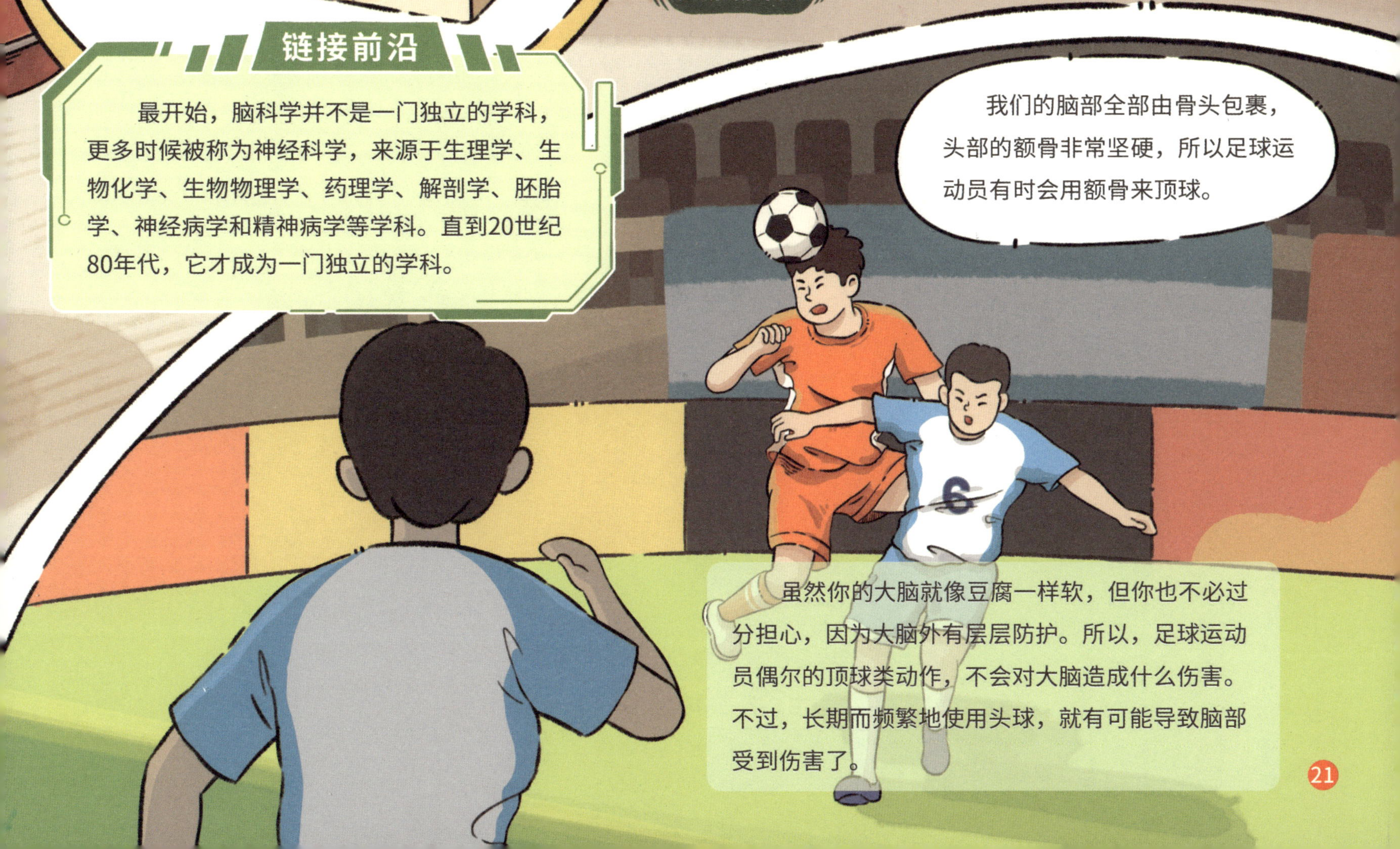

我们的脑部全部由骨头包裹，头部的额骨非常坚硬，所以足球运动员有时会用额骨来顶球。

虽然你的大脑就像豆腐一样软，但你也不必过分担心，因为大脑外有层层防护。所以，足球运动员偶尔的顶球类动作，不会对大脑造成什么伤害。不过，长期而频繁地使用头球，就有可能导致脑部受到伤害了。

糟糕！大脑一片空白……

记忆在脑中的存储位置

你飞奔进教室，上课铃随即响起。语文老师走进来，开始抽查昨天要求背诵的古诗。眼看就要叫到你了，你的心脏怦怦跳得厉害。

糟了，怎么全都不记得了，
昨天晚上还能背下来的呀！
你是不是忘记帮我把昨天的古诗存起来了？
我再找找……
你太不靠谱了！
语文
YUWEN

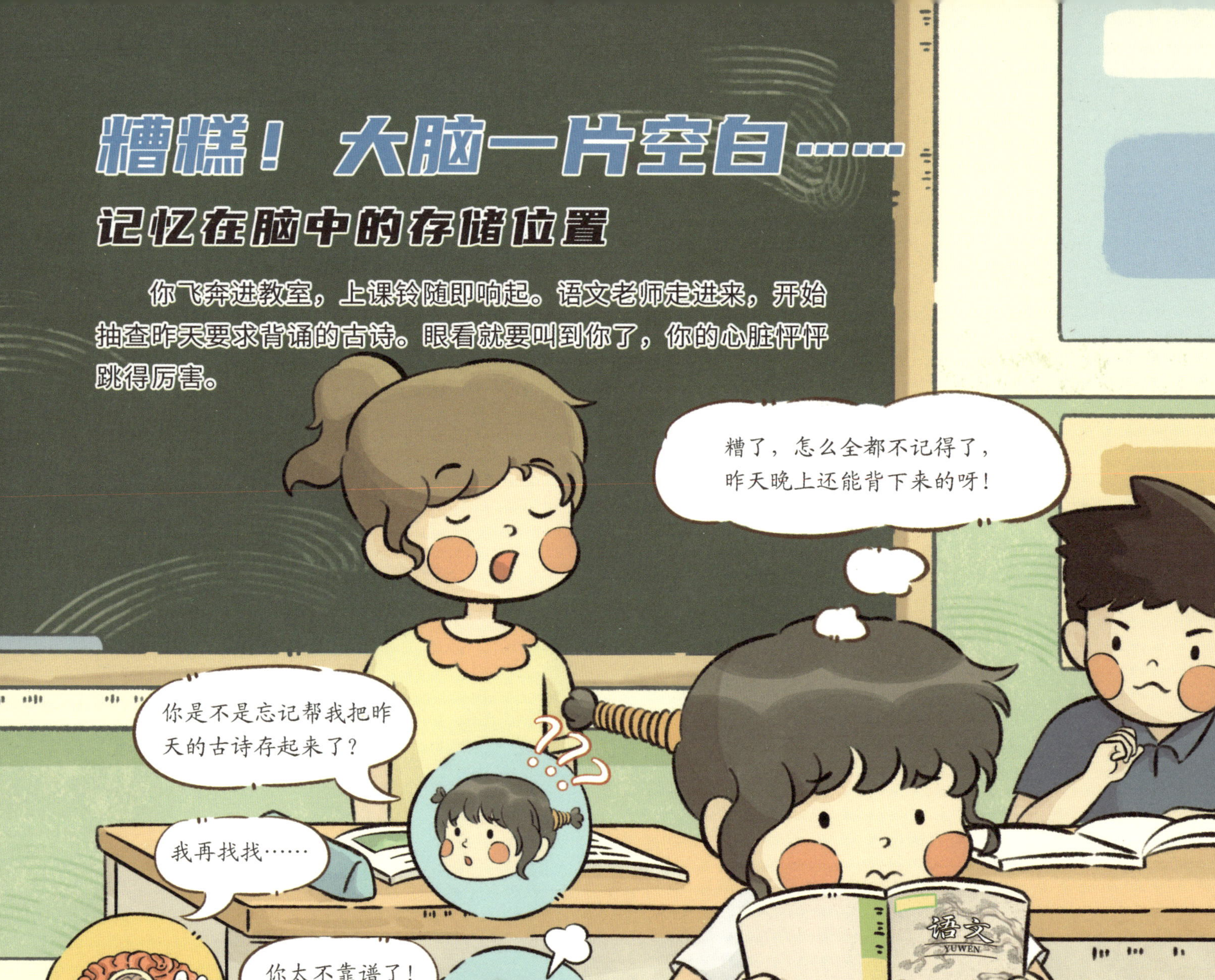

对于事实、事件的记忆是陈述性记忆，比如背诵课文或是记住了“今天早上吃的是煎鸡蛋”。

链接前沿

1999年，蒲慕明院士组织成立了我国首个脑科学专门研究机构——中国科学院上海生命科学研究院神经科学研究所，由此打开了我国脑科学系统性研究的大门。

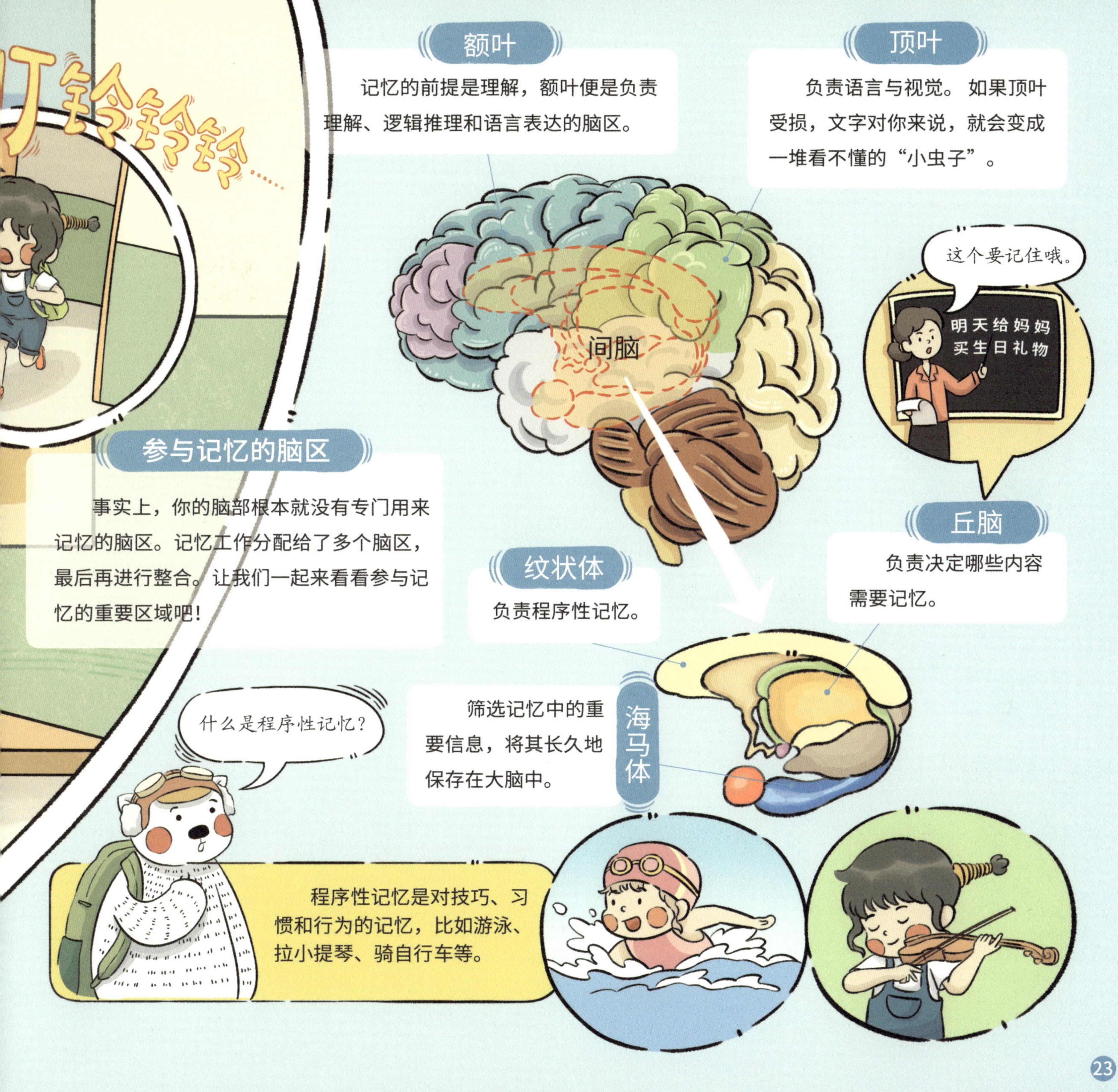
叮铃铃铃铃……
额叶
记忆的前提是理解，额叶便是负责理解、逻辑推理和语言表达的脑区。
顶叶
负责语言与视觉。如果顶叶受损，文字对你来说，就会变成一堆看不懂的“小虫子”。
这个要记住哦。
明天给妈妈买生日礼物
间脑
参与记忆的脑区
事实上，你的脑部根本就没有专门用来记忆的脑区。记忆工作分配给了多个脑区，最后再进行整合。让我们一起来看看参与记忆的重要区域吧！
丘脑
负责决定哪些内容需要记忆。
纹状体
负责程序性记忆。
海马体
筛选记忆中的重要信息，将其长久地保存在大脑中。
什么是程序性记忆？
程序性记忆是对技巧、习惯和行为的记忆，比如游泳、拉小提琴、骑自行车等。

忙碌的记忆工厂 大脑的记忆过程

你的大脑是一个巨大的加工厂，每天有成千上万的信息等待着被组合、加工和重塑。加工过程中，有些信息会变成工业废料，然后被丢弃；有的信息则被加工成有价值的产品，存在库房中，等到需要的时候，再被取出来使用。

长时记忆库
找到了，在这儿！
帮我找下水果信息库，
又来了一种新水果，可以加
长时记忆库的位置在大脑皮质，它就像一块有超大内存的硬盘。
感觉登记器

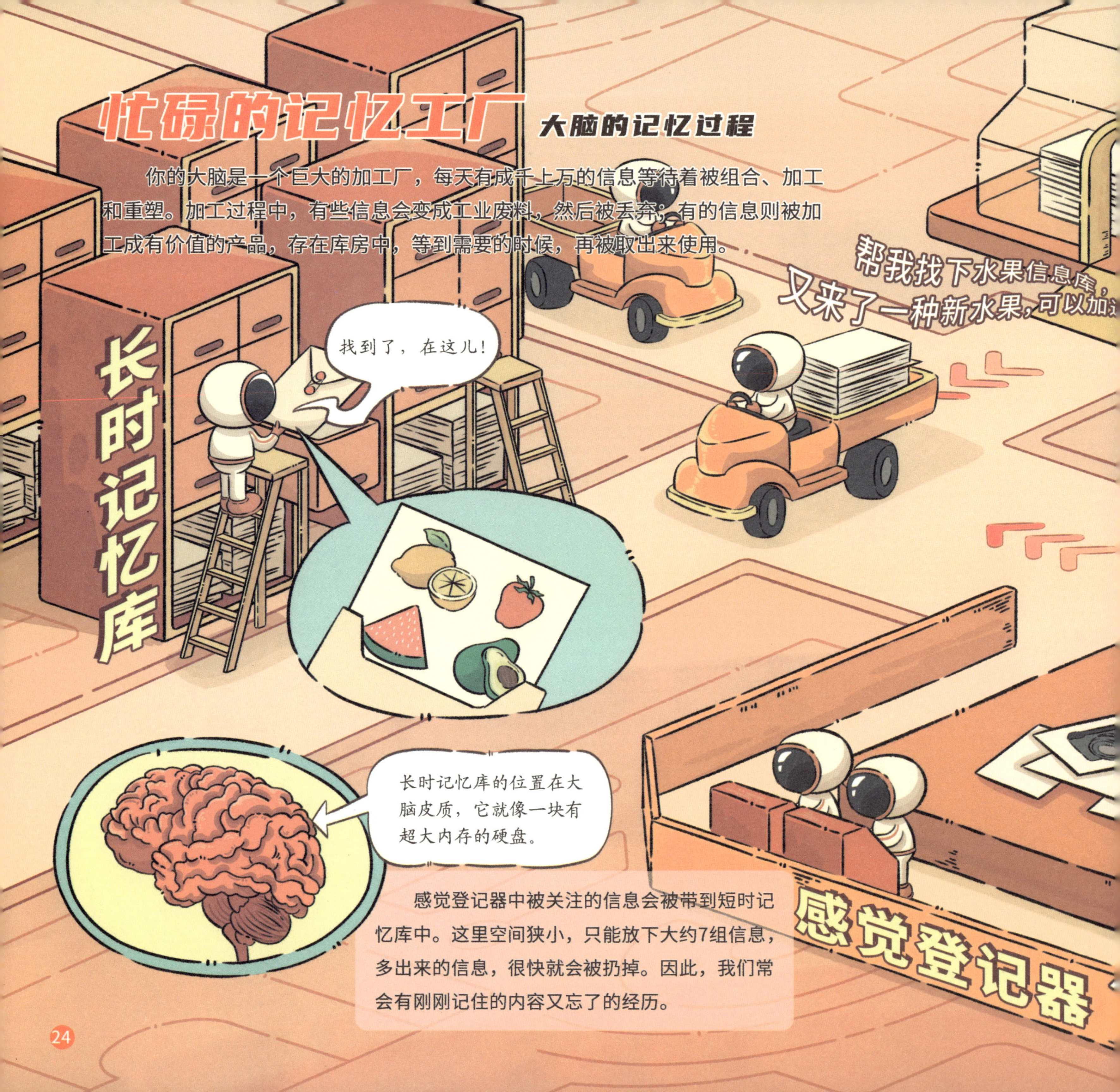

感觉登记器中被关注的信息会被带到短时记忆库中。这里空间狭小，只能放下大约7组信息，多出来的信息，很快就会被扔掉。因此，我们常会有刚刚记住的内容又忘了的经历。

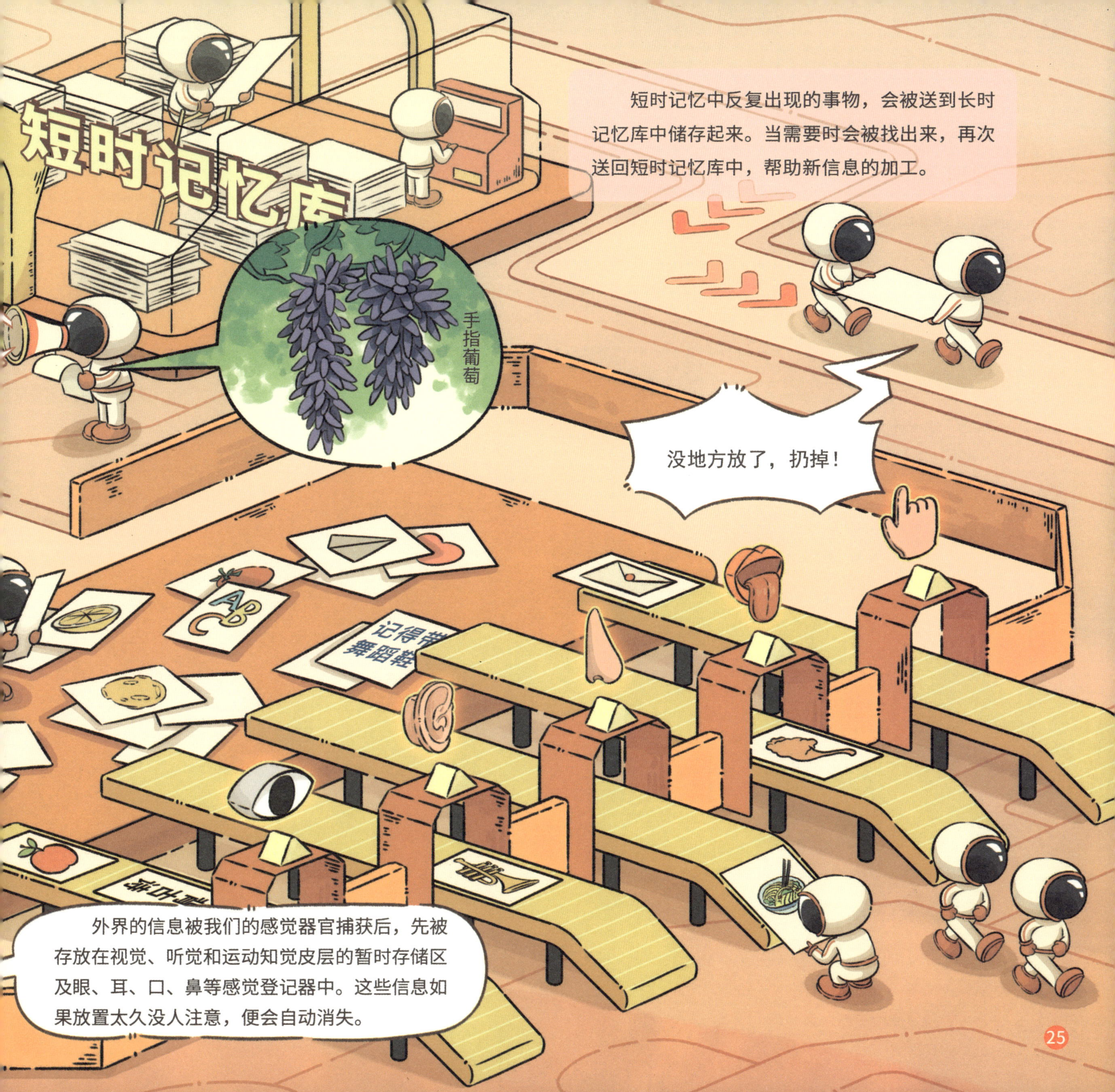
短时记忆库
短时记忆中反复出现的事物，会被送到长时记忆库中储存起来。当需要时会被找出来，再次送回短时记忆库中，帮助新信息的加工。
手指葡萄
没地方放了，扔掉！
外界的信息被我们的感觉器官捕获后，先被存放在视觉、听觉和运动知觉皮层的暂时存储区及眼、耳、口、鼻等感觉登记器中。这些信息如果放置太久没人注意，便会自动消失。

严格的“边防检查”

海马体在记忆过程中的作用

从短时记忆库到长时记忆库之间有一个专门负责检查和筛选信息的员工叫“海马体”。海马体位于大脑皮质下方，每条想要进入长时记忆库的信息他都要亲自审核，没有信息能从他那里蒙混过去。

啊？白费力气了！
长时记忆库
看来我记不住课文，也可能是因为重复的次数还不够！
或者，你也可以试着联想一些熟悉的事物进行记忆哦。

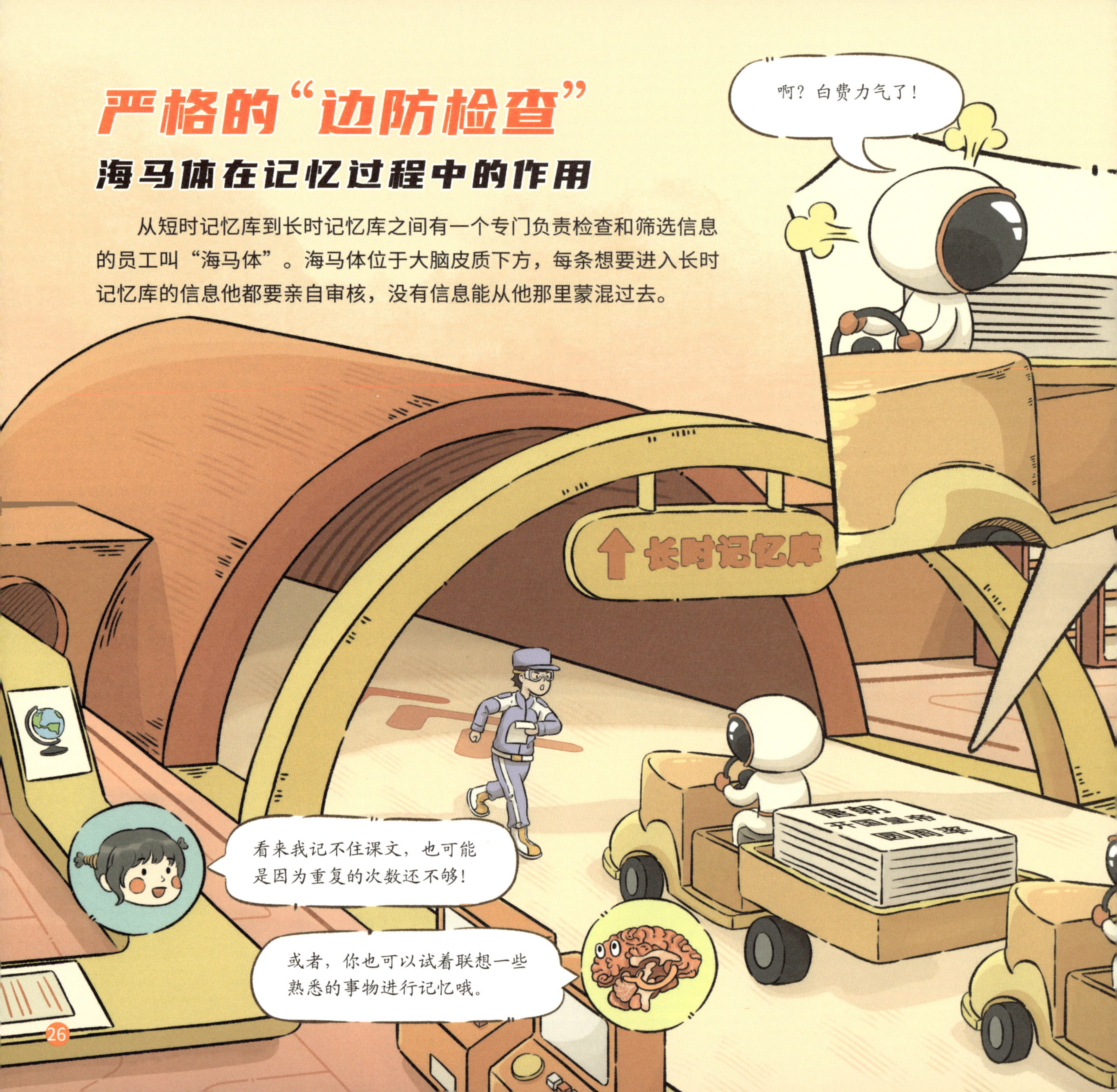

等等！这些信息不合格，不能进！
当然，想要“骗过”海马体，也不是完全没有办法。当某些信息反复出现的时候，海马体会相信“这些信息一定很重要”，自然就会放行了。
怎么又是这些信息，看来非常重要，快进去吧！
信息合格，走吧，走吧。
2.和记忆库中的信息有所联系的信息。
3.锲而不舍、反复出现的信息。
1.关系到生命安全的信息。
2.和记忆库中的信息有所联系的信息。
3.锲而

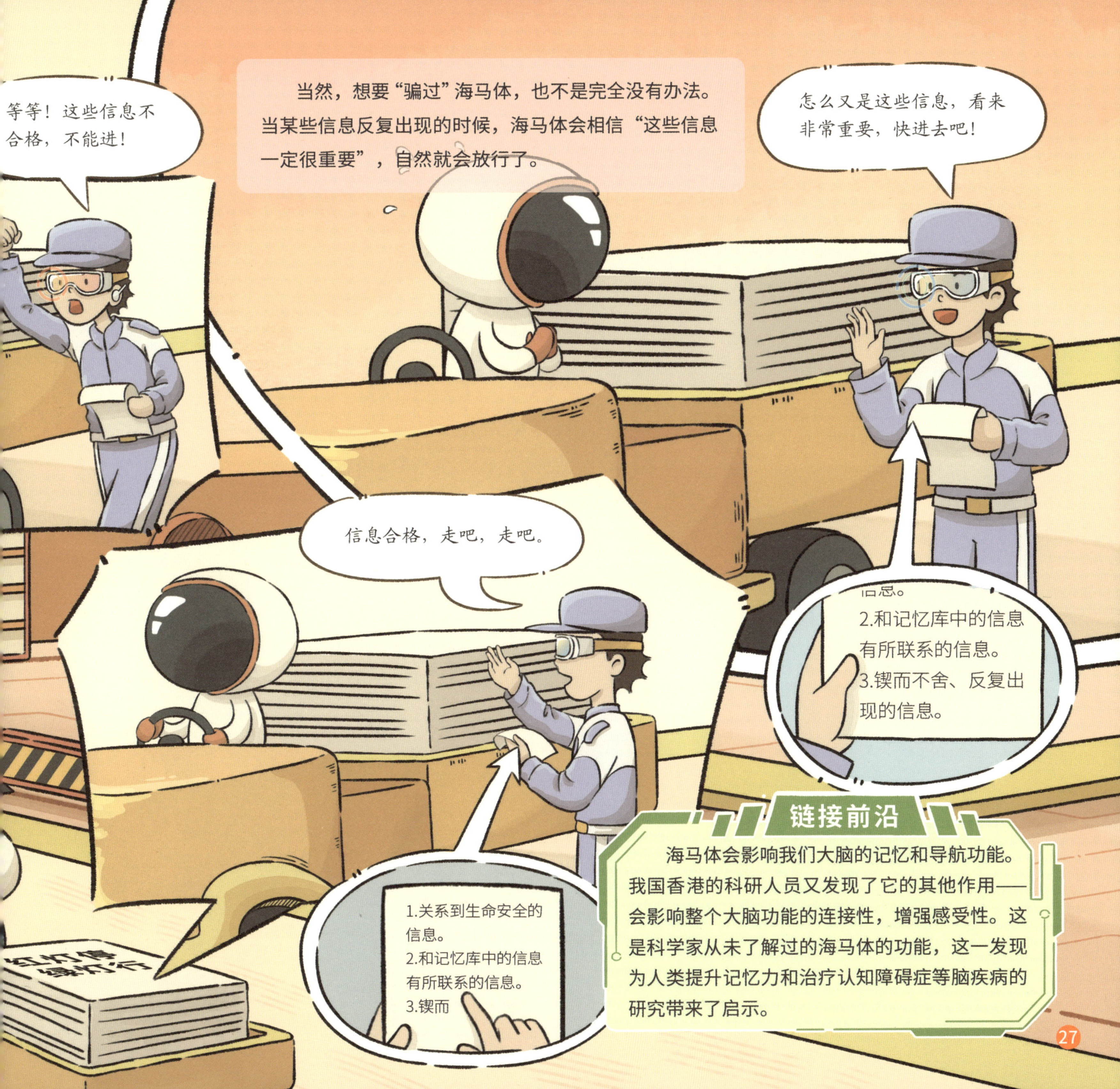

链接前沿

海马体会影响我们大脑的记忆和导航功能。我国香港的科研人员又发现了它的其他作用——会影响整个大脑功能的连接性，增强感受性。这是科学家从未了解过的海马体的功能，这一发现为人类提升记忆力和治疗认知障碍症等脑疾病的研究带来了启示。

预备——跑！运动的脑控制

背古诗是有点难度，不过在体育课上，你终于能大显身手了。每次赛跑你都铆足了劲儿，等到老师发令，便像一支离弦的箭一样“嗖”地冲出去。

你跑得快，也有我的功劳。

这你可骗不了我哦，我明明靠的是灵活又有力量的双腿。

的确，赛跑的每个环节都有脑的参与。在你不停变换动作的同时，你的脑区也忙活得热火朝天。

1 听觉皮质

我听到体育老师喊“各就各位”了！

2 视觉皮

放心，咱们

蹲在起跑线

3 背外侧额叶皮质

你们的信息我收到了，接下来体育老师应该就要喊“预备——”了，这流程我熟！

各就各位！

听到体育老师的口令，你的大脑就开始进行跑步前的准备了。你的眼睛和耳朵将感受到的信息传给大脑上的背外侧额叶皮质。

预备——

听到“预备——”后，背外侧额叶皮质发出预备动作的指令，让你摆出准备起跑的姿势，同时与运动有关的其他脑区也开始讨论四肢运动方案。

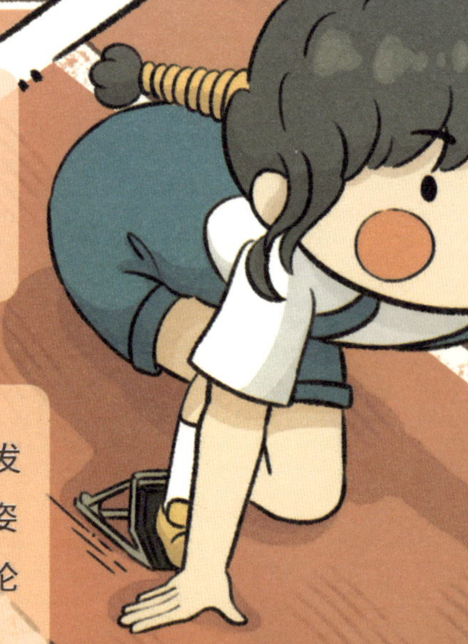

喂，大脑发话啦，加油跑呀！
1 小脑
运动皮质，你听到了吗？胳膊、大腿都准备好了，随时准备跑啊。
2 运动皮质
传我命令，以最快的速度冲呀！
1 背外侧额叶皮质
没记错的话，预备姿势应该是这样做。
2 后顶叶皮质
对对，是这么做，我这就告诉胳膊和大腿啊。
3 丘脑
我看背外侧额叶和后顶叶哥俩都开始工作了，咱们也别闲着，商量商量一会儿该怎么跑？
4 运动皮质
放心，这个我练过很多次了。
5 运动辅助区皮质
别忘了，重心要放在前脚上！
6 运动前区皮质
还有，前腿发力！

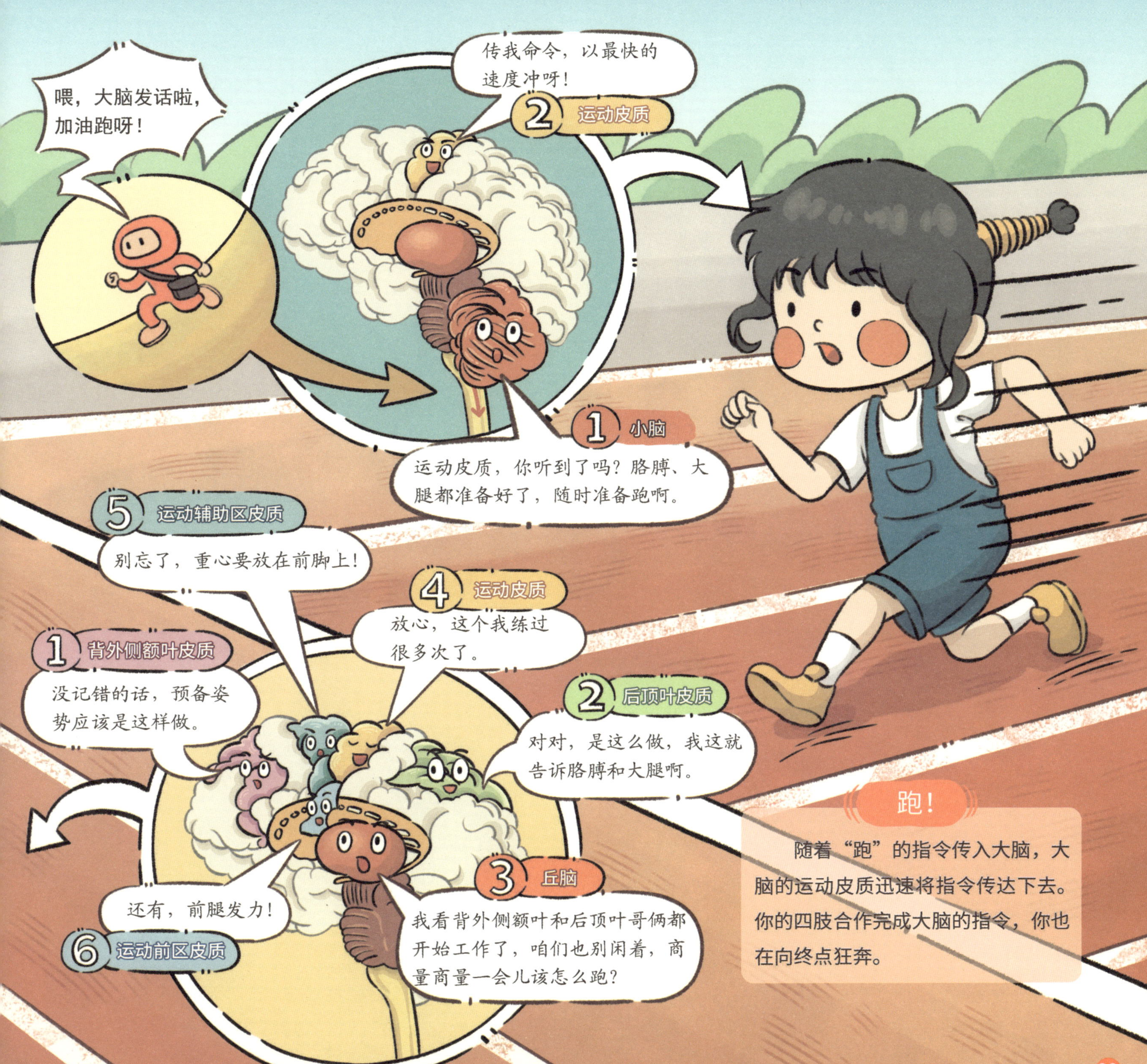

跑！

随着“跑”的指令传入大脑，大脑的运动皮质迅速将指令传达下去。你的四肢合作完成大脑的指令，你也在向终点狂奔。

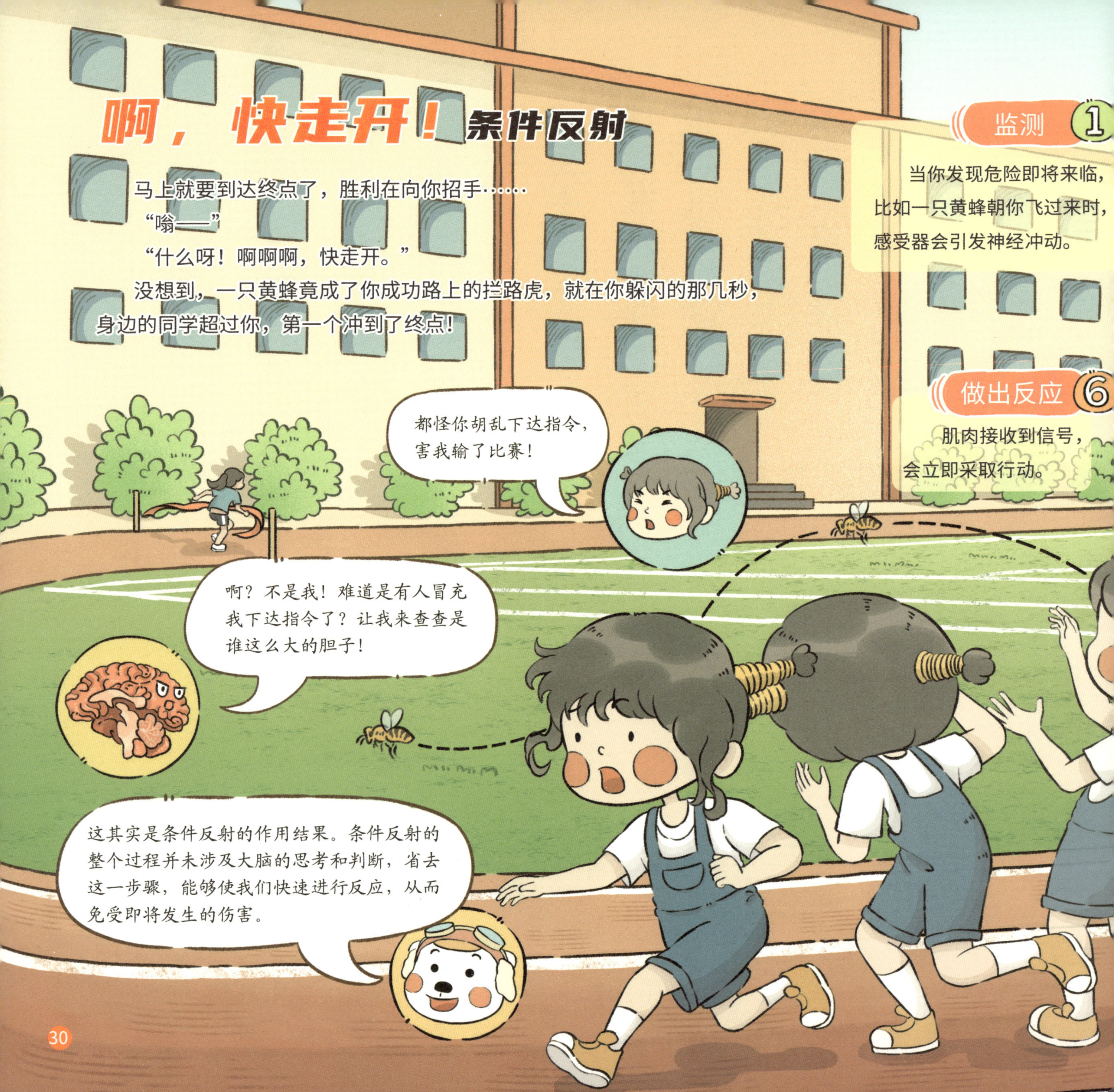
啊，快走开！条件反射
马上就要到达终点了，胜利在向你招手……
“嗡——”
“什么呀！啊啊啊，快走开。”
没想到，一只黄蜂竟成了你成功路上的拦路虎，就在你躲闪的那几秒，身边的同学超过你，第一个冲到了终点！
监测 1
当你发现危险即将来临，比如一只黄蜂朝你飞过来时，感受器会引发神经冲动。
做出反应 6
肌肉接收到信号，会立即采取行动。
都怪你胡乱下达指令，害我输了比赛！
啊？不是我！难道是有人冒充我下达指令了？让我来查查是谁这么大的胆子！
这其实是条件反射的作用结果。条件反射的整个过程并未涉及大脑的思考和判断，省去这一步骤，能够使我们快速进行反应，从而免受即将发生的伤害。

2 感觉神经元
又叫传入神经，负责将神经冲动传给脊髓。
事出紧急，老大哥，我就先替你做主了。马上告诉四肢，快闪开！
3 脊髓
4 传递信息
脊髓中的中间神经元将神经冲动向外传递。
5 运动神经元
又叫传出神经，负责将神经冲动传送到肌肉。

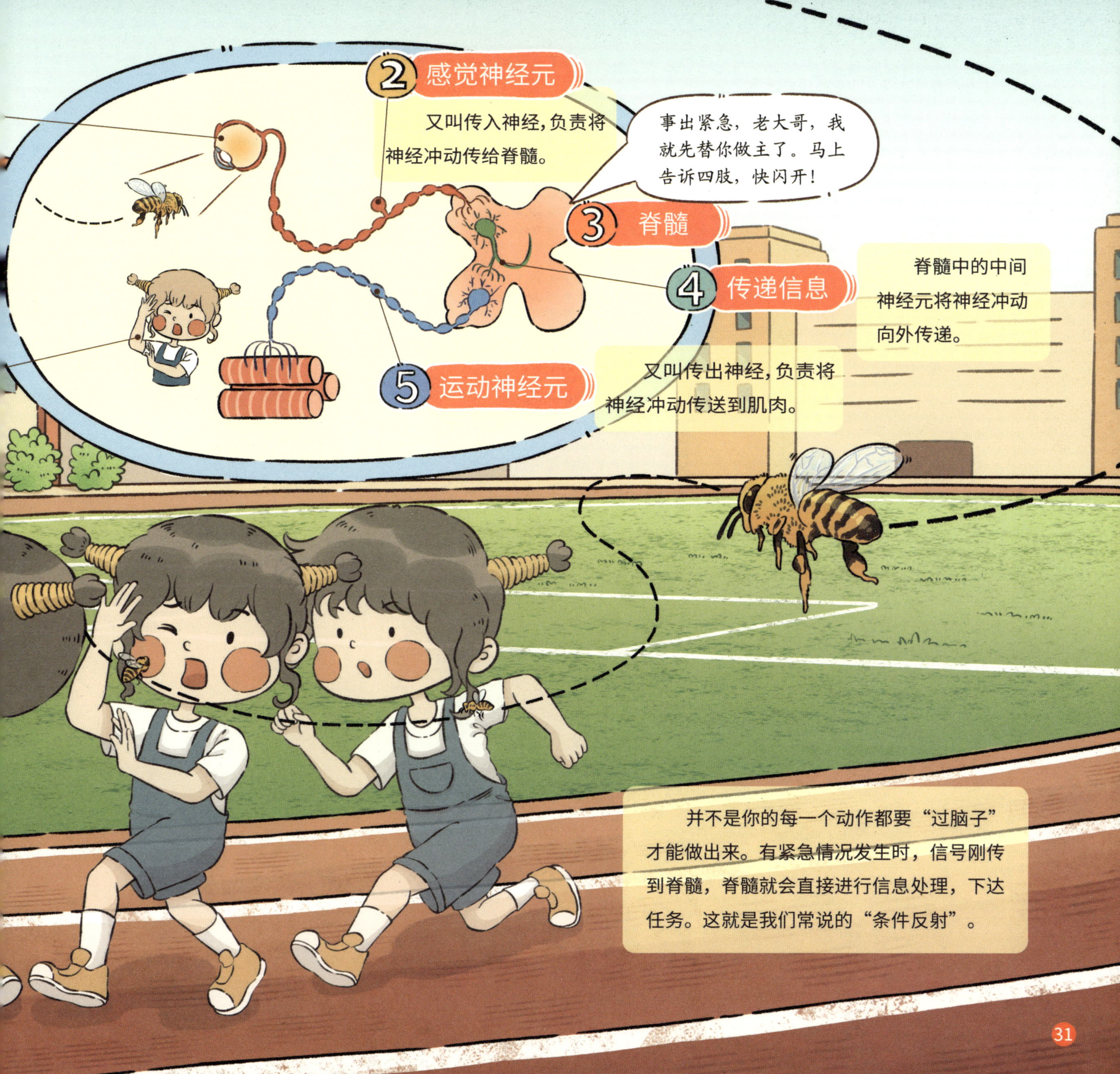

并不是你的每一个动作都要“过脑子”才能做出来。有紧急情况发生时，信号刚传到脊髓，脊髓就会直接进行信息处理，下达任务。这就是我们常说的“条件反射”。

保持精力充沛的秘诀

睡眠对大脑的影响

你是不是也有过类似于“今天不把课文背下来就不睡觉”的豪言壮语？天啊，那你真的是丢了西瓜捡芝麻了！其实在你睡觉的时候，你的大脑会相当卖力地学习和工作。所以，熬夜可以说是适得其反的事情。记得晚上准时上床睡觉，给你的大脑一个展示自己的机会！

① 入睡期

你刚刚闭上眼睛时，大脑知道你要休息了，因此也开始降低自己的活跃度。

你在睡觉的时候有没有过梦到忽然从高处坠落，然后身体也跟着抽动一下的经历？这样的情景只会出现在浅睡眠阶段。

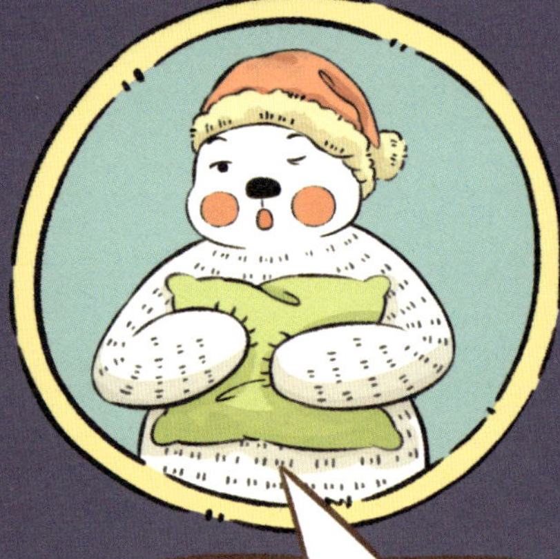

睡眠可以分为四个阶段：入睡期、浅睡期、深睡期、快速眼动睡眠期，一整晚你都在循环这四个阶段。在不同阶段中，大脑的忙碌程度也不相同。

② 浅睡期

你的鼾声给大脑带来了困意，大脑开始休息，停止活动。这个阶段占了睡眠的很大一部分。

④ 快速眼动睡眠期

就像它的名字一样，在这一阶段你的眼球会快速转动。大脑也和清醒状态下一样活跃，只不过，可能不像清醒时那样可控……

你做的梦全部集中在这个阶段，如果在这个阶段被叫醒，你能够详细地回忆起梦的内容。

③ 熟睡期

这一阶段大脑中新的细胞开始生长，为新的一天做准备。同时，这一阶段大脑会对你之前的学习和记忆进行整理。你睡觉，它干活。这下你还想“挤压”睡眠的时间吗？

科学用脑，提高你的记忆力

良好的睡眠对记忆的加工整理及学习新知识都有很大的帮助。我们除了要保证每天晚上8小时左右的充足睡眠，还要在白天合适的时间适当小睡。

午睡多长时间最合适

如果你非常疲惫，可以找机会小睡5分钟。虽然大脑来不及帮你整理记忆，不过还是能帮你减少疲惫的感觉。

小睡5分钟

醒来后，头脑清醒，注意力会更加集中。

短睡10~30分钟

醒来时稍微会有点头脑昏沉的感觉，不过这种感觉很快就会消失。之后，你会感觉精力充沛，记忆力也会提升。

久睡30~60分钟

醒来时身体会感到更疲劳，还会影响晚上的睡眠。

足足睡了60~90分钟

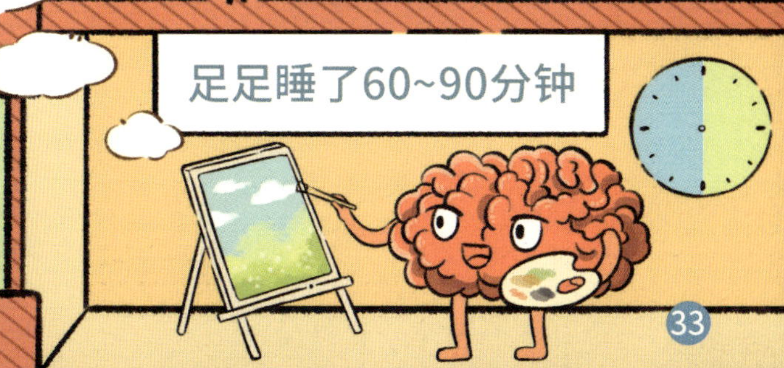

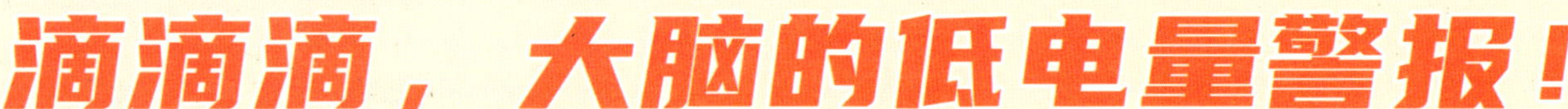

滴滴滴，大脑的低电量警报！

饮食与大脑健康

喜欢美食的不只有你的胃，还有你的大脑。丰富且充足的食物供应，会让你的大脑精力充沛。反之，如果缺乏食物，不但你的胃会向你发出抗议，你的大脑也会做出一些反常的举动。

想要脑细胞积极工作，就要让它们“吃饱饭”。葡萄糖是脑细胞的主要能量来源。因此，如果葡萄糖供应不足，大脑便会处于低电量模式，想办法节省能源。比如，科学家认为人在饥饿时看到的图像分辨率都会降低。

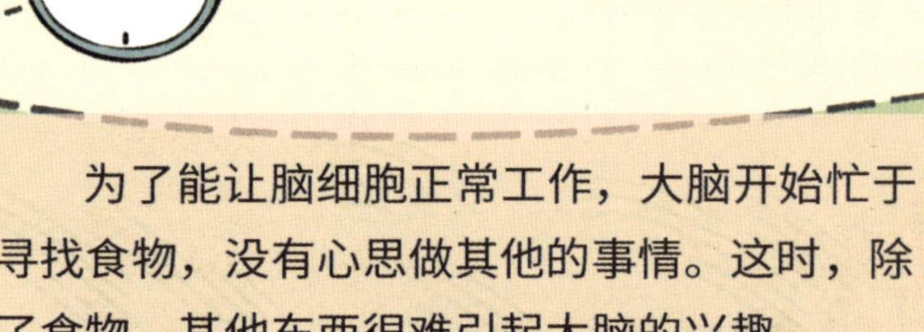

为了能让脑细胞正常工作，大脑开始忙于寻找食物，没有心思做其他的事情。这时，除了食物，其他东西很难引起大脑的兴趣。

回想一下，你是不是也有在最后一堂课时饥饿难耐，学不进去，频繁地看向时钟，只想快一点回家吃饭的时候？

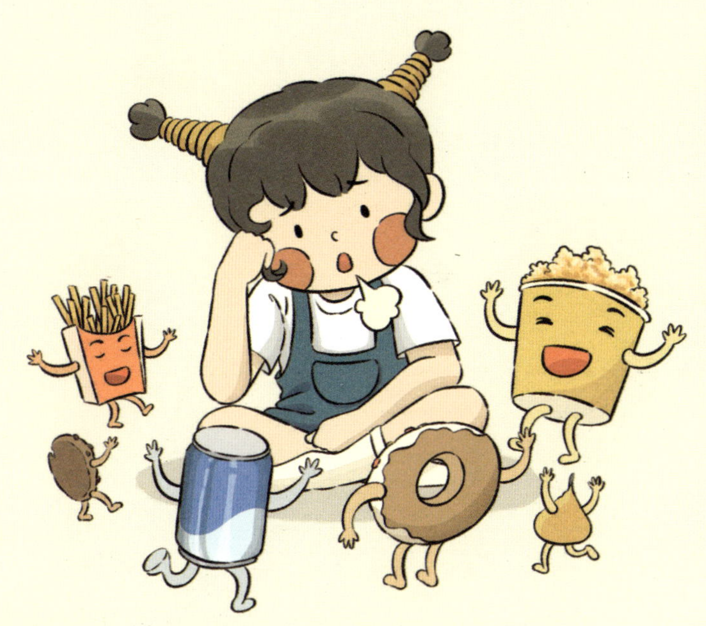

少吃糖！

没错，我们的大脑要依靠葡萄糖才能工作。不过我们每天摄入的水果、谷物等天然食物，所提供的糖就足以保证其正常运转。如果额外食用过多的糖果、饮料、糕点等食物，虽然能满足你的口腹之欲，却会让你的大脑生病。高糖饮食会增加患抑郁症的概率！

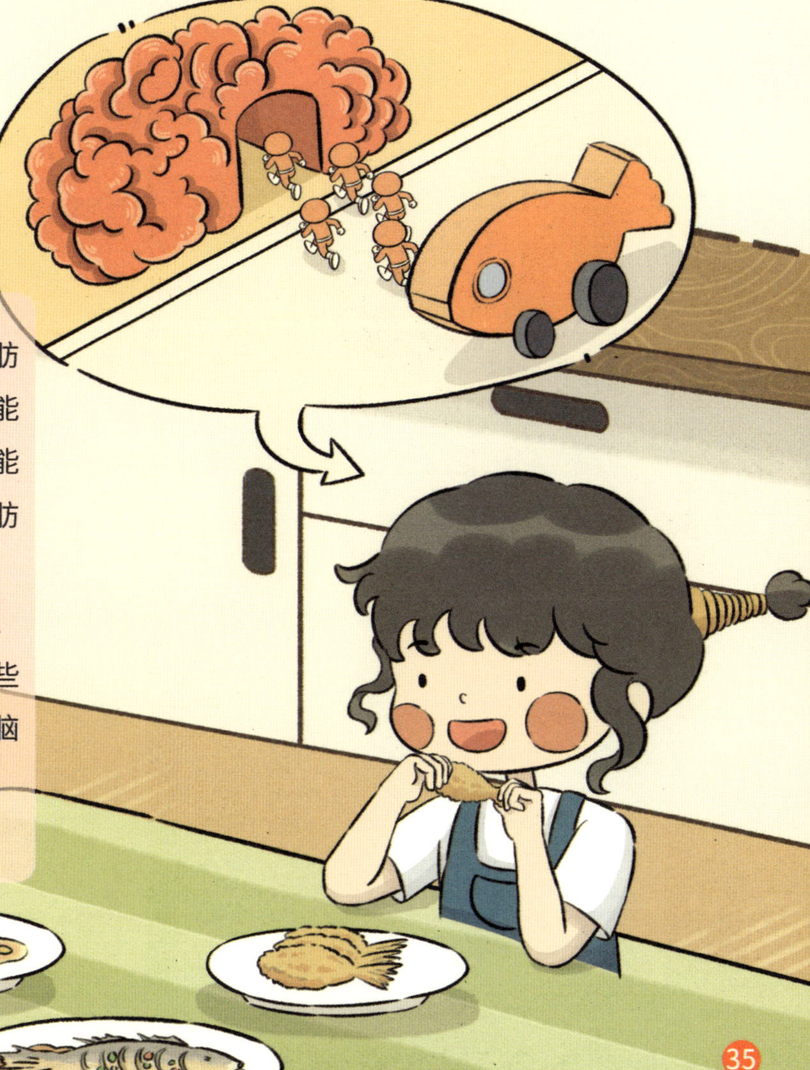

吃出健康大脑

有些食物既美味，又能愉悦你的大脑，比如含有Omega-3脂肪酸的食物。Omega-3脂肪酸就像是“大脑卫士”，可以防止脑功能的退化、保护神经元不受炎症的影响。遗憾的是，我们的身体不能自己产生Omega-3脂肪酸，需要从食物中获取。获取Omega-3脂肪酸最好的食物来源就是坚果、植物种子和脂质含量较高的鱼类等。

当然，对我们大脑有益的食物还有很多，比如全谷物、蔬菜、水果、豆类、瘦红肉、鸡蛋和橄榄油一类含健康油脂的食物。这些食物不但能带来好情绪，还能帮助提高记忆力和思考能力，为大脑的努力工作提供源源不断的动力！

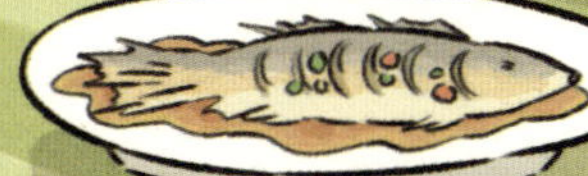

大脑的运动处方

运动与大脑健康

大脑支配我们的运动，运动反过来也能影响我们的大脑。因此，如果你想要更加轻松、快速地提高记忆力和学习能力，一定要认真地对待每一节体育课哦！

别看小鼠那么小，但与我们人类的基因十分相似。因此，它们可以代替人类作为实验的样本。

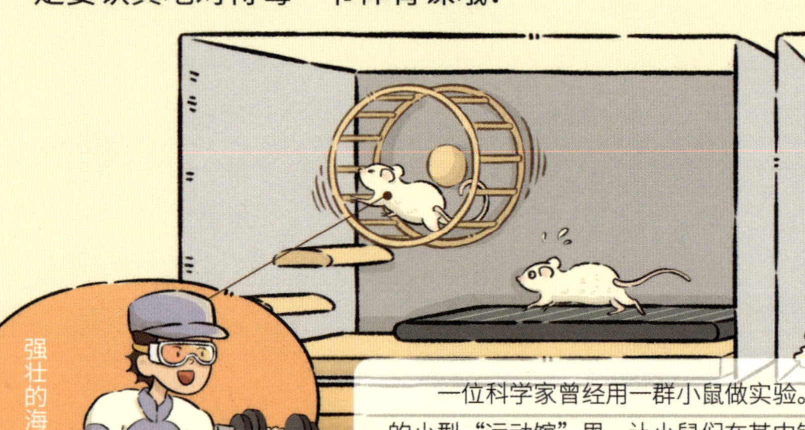

虚弱的海马体

一位科学家曾经用一群小鼠做实验。他把一部分小鼠放在一个有跑轮的小型“运动馆”里，让小鼠们在其中锻炼，而隔壁的小鼠们不进行任何锻炼。28天后，对两组小鼠进行检测，结果发现参加运动的小鼠脑中的海马体要比那些不运动的小鼠的海马体强壮得多。

运动不仅能让海马体变得更强壮，还能改善与学习相关的其他大脑结构。

运动能加强神经元之间的连接，使信息传递更加稳定和畅通，让大脑变得越来越活跃。

前额皮质

运动能增强前额皮质的功能，提升注意力和分析思考的能力。

海马体

运动能增强海马体的功能，从而提升长期记忆力。

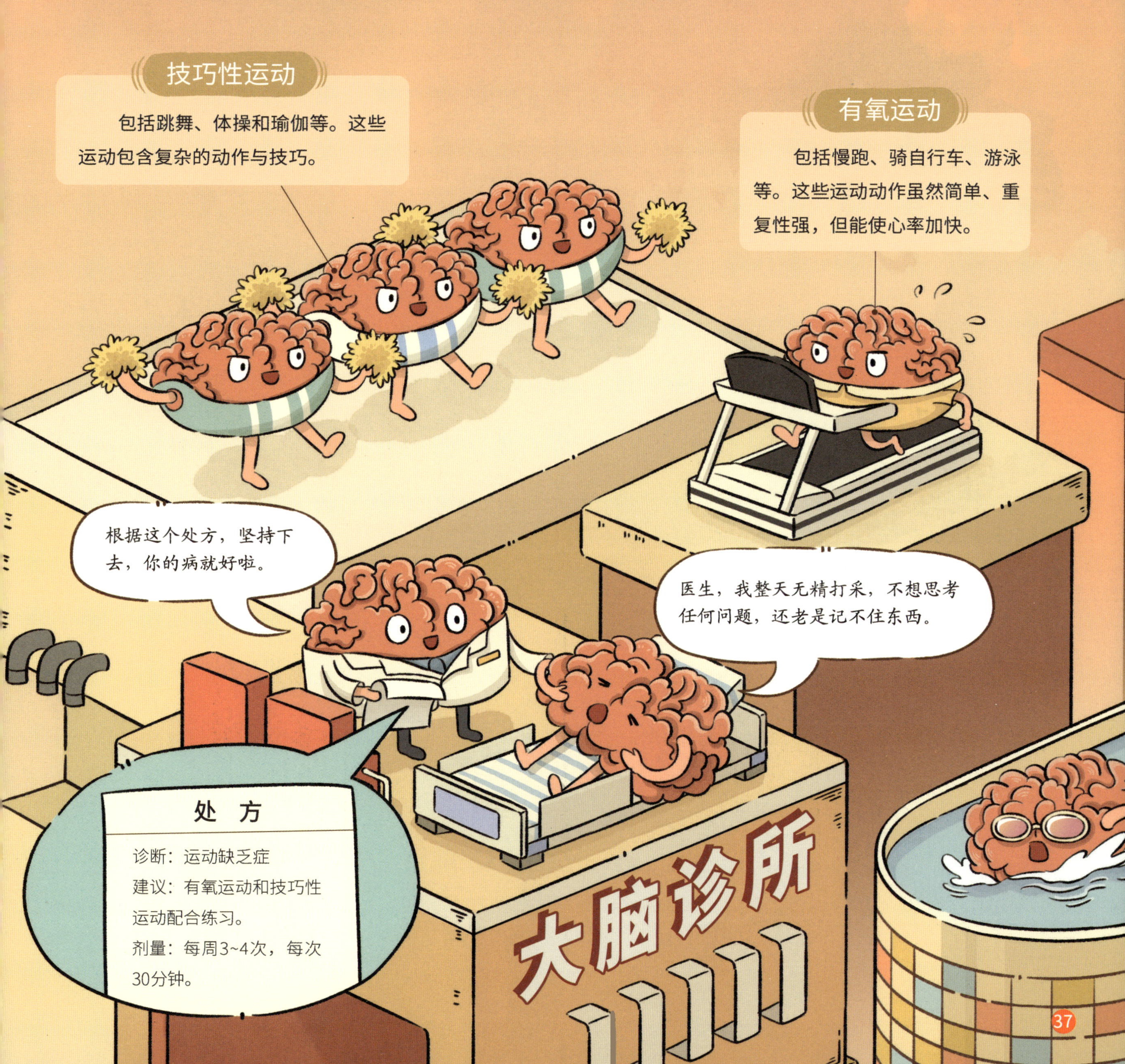
技巧性运动
包括跳舞、体操和瑜伽等。这些运动包含复杂的动作与技巧。
有氧运动
包括慢跑、骑自行车、游泳等。这些运动动作虽然简单、重复性强，但能使心率加快。
根据这个处方，坚持下去，你的病就好啦。
医生，我整天无精打采，不想思考任何问题，还老是记不住东西。
处 方
诊断：运动缺乏症
建议：有氧运动和技巧性运动配合练习。
剂量：每周3~4次，每次30分钟。
大脑诊所

嗨，我们一起玩吧 社交与大脑健康

除了饮食、睡眠与运动，还有一项与大脑健康密不可分的活动——社交。想象一下，在空无一人的房间里待上一天，没有人和你聊天、互动，你会有什么感觉？科学家用实验证明，原来没有社交，不只是感觉孤单那么简单。

科学家在小鼠实验中发现，社交剥夺会引起未成年小鼠大脑内神经元和神经胶质细胞功能结构异常，导致神经营养因子减少、神经环路功能紊乱等一系列变化，进而诱发焦虑、抑郁及躁狂等多种行为异常。

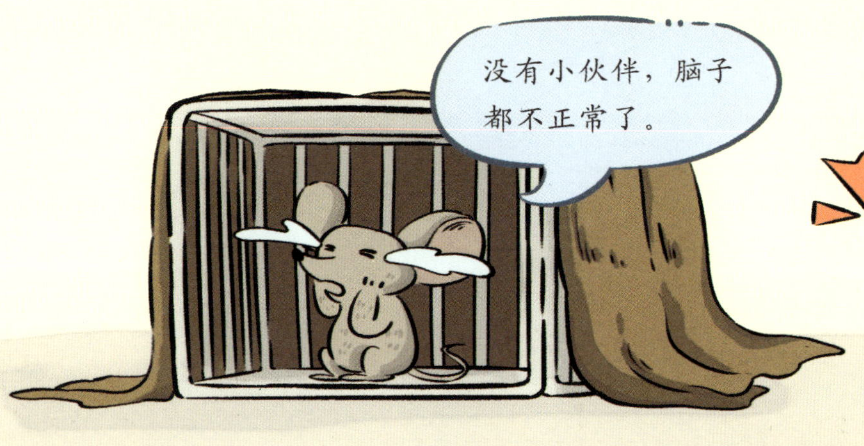

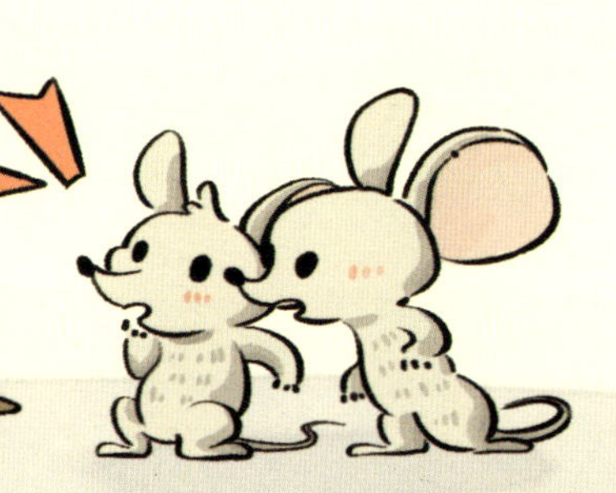

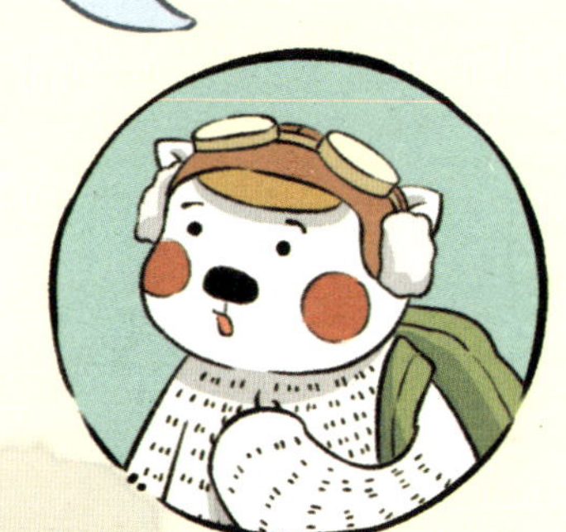

对于我们人类来说，缺乏社交同样会影响大脑的发育。儿童期和青春期是大脑健康发育成熟的关键阶段。在这一阶段，社交活动缺乏可能会影响下丘脑—垂体—肾上腺轴的发育，改变激素分泌水平，导致焦虑、抑郁及认知功能发育不良等诸多问题。

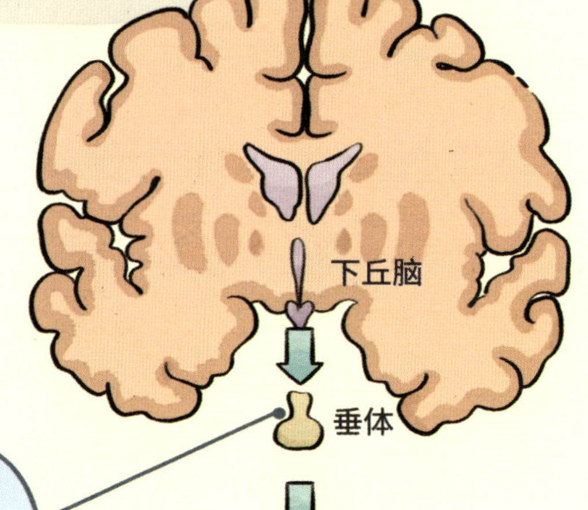

肾上腺

下丘脑—垂体—肾上腺轴：参与人体内激素的分泌，控制人体在面对各种情况时的反应。内分泌激素是促进生长发育、调节机体新陈代谢的重要物质。

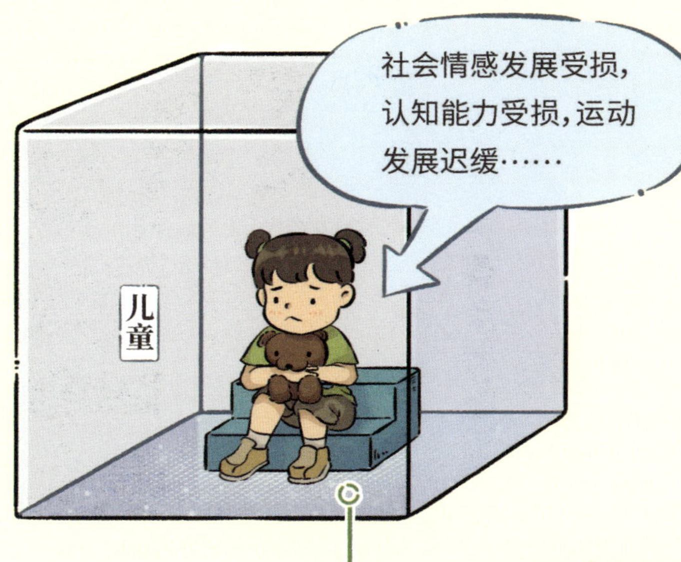

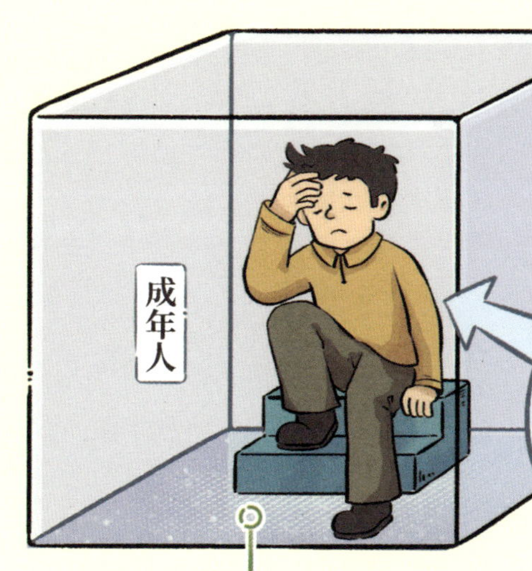

链接前沿

由于各种原因，人们的社交活动日益减少，引起了越来越多的科学家的关注。中国科学院遗传与发育生物学研究所的科学家团队发表的一篇文章中提到：社交隔离对不同年龄段的人都会造成影响。

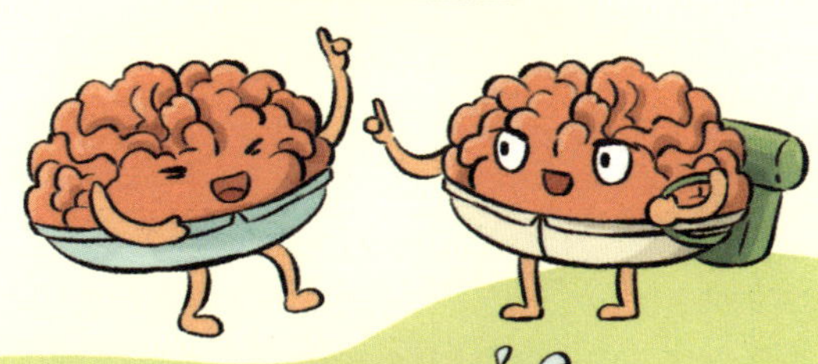

郊游

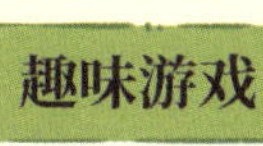

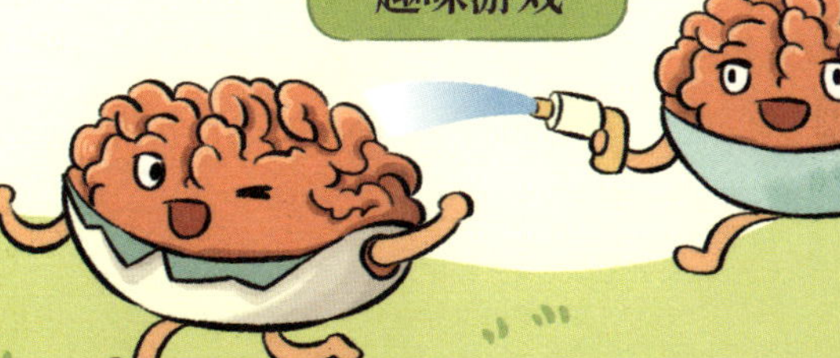

有时间就多和小朋友们一起交流、一起游戏吧，这样大脑会更加健康哦！

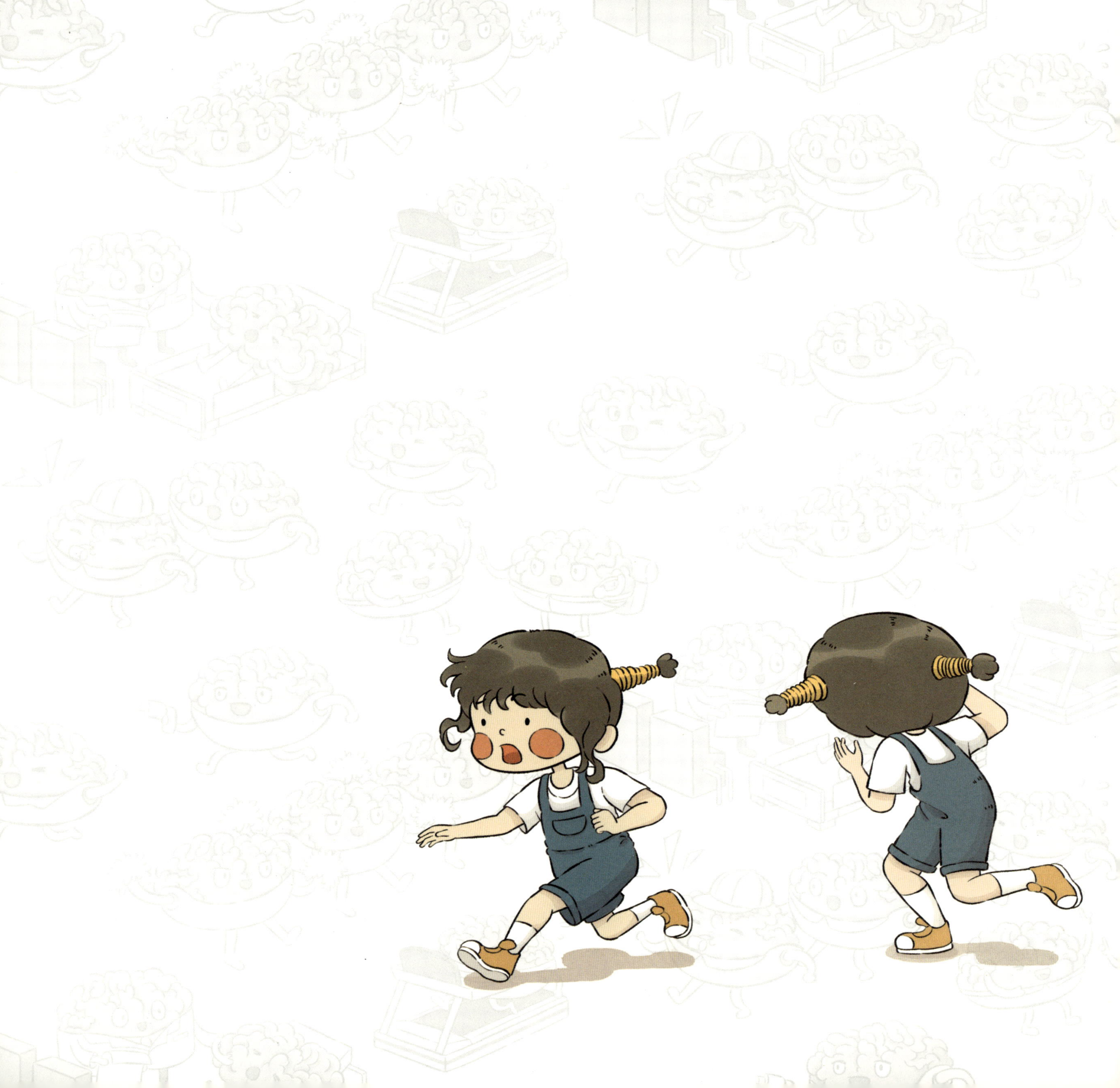